EN CHIFRAS EN ESPAÑA.

3.060.422 ESTANCIAS HOSPITALARIAS POR TRASTORNOS MENTALES SE REGISTRARON EN 2015.

40-50 ES LA EDAD MÁS AFECTADAS. 18,69 DÍAS DE ESTANCIAS HOSPITALARIAS EN CENTROS PÚBLICOS. 48,22 DE DÍAS EN CENTROS PRIVADOS. 25%DE ESPAÑOLES HAN PADECIDO ,PADECE O PADECERAN ALGÚN TYPO DE TRASTORNOS MENTALES.

OTO PROBLEMA AL QUE TIENE QUE HACER FRENTE LAS PERSONAS QUE PADECEN ESTA CLASE DE PATOLOGÍA ES LA ESTIGMATIZACIÓN DE LA SOCIEDAD .MUCHOS PIENSAN QUE EL ENFERMO MENTAL ES UN PELIGRO ,QUE ESTÁ LOCA,QUE ES UNA PERSONA IMPREVISIBLE,VIOLENTA Y ENCURABLE.ESTA FORMA DE PENSER NO SIEMPRE ES CIERTA.NO CORRESPONDE SIEMPRE CON LA REALIDAD.ESTA ESTIGMATIZACIÓN PERJUDICADA EMOCIONALMENTE AL AFECTADO.QUE POCO A POCO VA PERDIENDO LA AUTOESTIMA ,ESO REDUCE SU AUTO CONFIANZA Y REDUCE LA VOLONTAD QUE PUEDA TENER DE CAMBIAR LA SITUACIÓN QUE AL FINAL LO CONDUCE A UNA SITUACIÓN DE AISLAMIENTO SOCIAL.SEGUN UN DIARIO CÉLEBRE,CON EL AUGMENTO DEL NÚMERO DE CASOS(AL MENOS 25% DE ESPAÑOLES HA PADECIDO ,PADECE O PADECERA ALGÚN TIPO DE TRASTORNOS MENTALES).HAY MUCHOS CASOS DE ENFERMEDADES MENTALES QUE PUEDEN SATURAR LOS HOSPITALES PÚBLICOS.LA SOCIEDAD NO MIRA BIEN ESTOS TIPOS DE ENFERMEDADES POR ESO EL FUTURO DE LA SALUD MENTAL EN ESPAÑA ES INCIERTO.

QUE HAY DE LOS AFRICANOS QUE VIVEN EN ESPAÑA. ESTA ES LA HISTORIA VERDADERA DE 5 AFRICANOS CON ENFERMEDADES MENTALES AQUÍ EN ESPAÑA. UNO DE GABON E QUATRO DE CONGO.EN ESTAS HISTORIAS QUE PARECEN DIFERENTES TIENEN UNA COSA EN COMÚN. LA ENFERMEDAD MENTAL .CUAL ES LA VISIÓN DE LOS AFRICANOS FRENTE A ESTA ENFERMEDAD?QUE

VISIÓN TIENE LA FAMILIA,LOS AMIGOS FRENTE A ESTA ENFERMEDAD?COMO REACCIONAN?COMO VIVIR CON ELLOS E COMO AYUDARLES?ANTES DE CONTESTAR A ESTÁS PREGUNTAS,EMPEZAMOS CON EL PRIMER CASO.TODOS LOS NOMBRES HAN SIDOS CAMBIADOS PARA GARDAR EL ANONIMATO DE LAS PERSONAS.

CAPÍTULO 2.

DIFERENTES CASOS.

ETIENNE. ES UN CHICO DE GABÓN DE 30 AÑOS QUE LLEGÓ EN ESPAÑA CON PATERA.LLEVA VIVIENDO 16 AÑOS EN ESPAÑA. AHORA VIVE EN PORTUGAL. LO CONOCÍ EN 2008 EN UN BARRIO DE MADRID. VIVÍAMOS EN UN MISMO BARRIO.TENIA UN AMIGO DEL CONGO.TODOS LOS DÍAS QUE IBA A LA BIBLIOTECA LE VEIA AHÍ. PASABA CASI TODO EL DÍA AHÍ CON SU AMIGO,EL CONGOLEÑO. (AL FINAL DE TODOS ESOS CASOS OS CONTARÉ CON MÁS PROFUNDIDAD EL CASO ESTREMO DE ESE CHICO).

DESPUÉS DE UN MES QUE CONOCÍ A ESTE CHICO DE GABÓN.,LO INVITO EN MI CASA.MI MUJER HIZO UN PLATO AFRICANO .LO PASAMOS BIEN AQUEL DÍA.EMPEZÓ POCO A POCO A CONTARME SU VIDA

ETIENNE ME CONTÓ QUE CUANDO LLEGÓ AQUÍ EN ESPAÑA POR PATERA ESTABA EN LA CRUZ ROJA.SE ENAMORÓ DE UNA CHICA QUE TRABAJABA EN LA CRUZ ROJA.LA CHICA ESTABA DEMASIADA SIMPATICA CON EL QUE AL FINAL PENSÓ QUE LA AMABA.EL DÍA QUE DECLARÓ SU AMOR SE DIO CUENTA QUE LA CHICA NO LA QUERIA.(ES VERDAD QUE EN AFRICA QUANDO UNA CHICA ESTÁ MUY SORIENTE AMABLE TE CUENTA SU VIDA SIGNIFICA QUE TIENE SENTIMIENTOS HACIA TI) EN EUROPA TODO EL MUNDO ES SIMPÁTICO. ETIENNE SE DIO CUENTA DE ESO. LA DECEPCIÓN FUE MUY GRANDE PORQUE AÑOS DESPUÉS SIGUIÓ HABLANDO DEL TEMA CON AMARGURA.QUERIA BUSCAR A LA CHICA. PORQUE SEGÚN EL ESA CHICA LA QUERÍA. DESDE AQUEL MOMENTO ME DIO CUENTA QUE ALGO NO IBA BIEN.LO VEÍA TRAUMATIZADO POR LA HISTORIA. UN DÍA ESTABA CON UN AMIGO MÍO.EMPEZÓ A CONTARNOS

ENFERMEDADES MENTALES . AFRICANOS EN OCIDENTE.(CASOS REALES)

Esta obra está dedicada a mi mejor amigo que jamás he tenido.

JEAN CLAUDEL YOUANDEU NACIDO EN MBANGA EN 1977 Y MURIÓ A

MADRID EL 06 NOVEMBRE 2017.

HAY MOMENTOS EN LA VIDA QUE UNO SE HACE PREGUNTAS SOBRE EL AMOR EL

ODIO,LAS ENFERMEDADES, SOBRE LA VIDA EN GENERAL. ESTE ES UN RELATO DE LA VIDA

REAL DE UNAS PERSONAS AFRICANAS CON ENFERMEDADES MENTALES. ALGUNAS PERSONAS SIGUEN EN VIDA EN ESTE TIEMPO. AUNQUE EL COMPORTAMIENTO NORMAL VARIA SEGÚN LA CULTURA,LOS TRASTORNOS MENTALES CONCRETOS SON BASTANTE UNIFORMES.

LA DEMENCIA,LA PSICOSIS,LA MANIA,LA DEPRESIÓN,LOS ATAQUES DE PÁNICOS,LA ANSIEDAD,EL TRASTORNOS OBSESIVO_COMPULSIVO,LA ESQUIZOFRENIA,LOS TRASTORNOS DE PERSONALIDAD HAN SIDO DESCRITO EN TODAS LAS ÉPOCAS Y EN TODAS PARTES.POR EJEMPLO SE DIAGNOSTICARON ESQUIZOFRENIA A MÁS PERSONAS DE RAZA NEGRA. LA CULTURA

TIENE UN PAPEL MUCHO MÁS IMPACTANTE,PERO SOLAMENTE INFLUYE EN LAS MANIFESTACIONES SUPERFICIALES. LOS TRASTORNOS PSICÓTICOS BREVES Y LAS MANIFESTACIONES DE SINTOMAS FISICOS SON MUCHOS MÁS COMUNES EN LAS ZONAS MÁS POBRES DEL MUNDO MIENTRAS QUE LA ANOREXIA NERVIOSA Y EL DÉFICIT DE ATENCIÓN LO SON EN LOS MÁS RICOS.

CAPÍTULO 1

LOS PORCENTAJES DE LA ENFERMEDAD.

UN 9,7% DE ESTANCIAS HOSPITALARIAS EN ESPAÑA EN 2015 FUERON CAUSADAS POR TRASTORNOS MENTALES,SEGÚN EL INSTITUTO NACIONAL DE ESTADÍSTICA (INE).SEGÚN EL PERIÓDICO 20 MINUTOS ,HAY QUIEN ACHACA EL CRECIMIENTO DE ESTOS PROBLEMAS A LA CRISIS ECONÓMICA. PERO SEGÚN JERONIMO SAIZ,JEFE DE SERVICIO DE PSIQUIATRÍA EN EL HOSPITAL RAMÓN Y CAJAL DE MADRID Y PORTAVOZ DE LA FUNDACIÓN ESPAÑOLA DE PSIQUIATRÍA Y SALUD MENTALE"ES DIFÍCIL AFIRMARLO CON CIERTA BASE PORQUE LOS DATOS NO SON CONCLUENTES.LA CRISIS CONDUCE A SITUACIONES QUE DETERIORAN LA SALUD MENTALE COMO EL DESEMPLEO LA PÉRDIDA DE STATUS ECONÓMICOS Y LOS DESAHUCIOS. SIN EMBARGO TENEMOS LA EXPERIENCIA DE HACE UNOS AÑOS,QUANDO TODO ESTABA BIEN Y LA PATOLOGIA PSYQUIATRICA AUGMENTO.

EN EL CASO DE LAS BAJAS POR DEPRESIÓN,DESTACA SU DISMINUCIÓN DURANTE LA CRISIS.LA RAZÓN ES QUE MUCHOS EMPLEADOS,POR MIEDO DE PERDER SUS EMPLEOS,DECIDIERON NO MANIFESTAR LA SITUACIÓN EN LA QUE ATRAVESABAN.SAIZ SOSTIENE QUE LA SALUD MENTALES PADECE UNA FALTA DE RECURSOS CRONICOS.DEL GASTOS SALARIOS SÓLO SE INVIERTE UN 5%.

LA HISTORIA DE LA CHICA .COMO ESTABA MUY ALTERADO POR LA SITUACIÓN MI AMIGO LO DIJO SI PODEMOS PONERNOS EN CONTACTO CON ESA CHICA PARA HABLAR CON ELLA.EL NOS DIJO QUE YA NO TENÍA CONTACTO CON ELLA HACE VARIOS AÑOS.SIEMPRE ME DECIA QUE SU CEREBRO NO FUNCIONABA MUY BIEN. NO TRABAJABA.VIVIA EN LA CASA DE UNA SEÑORA MAYOR CUJO HIJO VIVIA EN ZARAGOZA Y ERA DE LA GUARDIA CIVIL. ANTES VIVÍA EN LA CALLE.ESA SEÑORA MAYOR LA ENCONTRÓ DORMIENDO EN UN BANCO,LO LLEVO EN SU CASA E LO DIO UNA HABITACIÓN.TENIA UN PLATO DE COMIDA EN ESA CASA,AÚN ASÍ PASABA TODO EL DÍA EN LA BIBLIOTECA MUNICIPAL. EL ME CONTÓ QUE SU AMIGO DE CONGO QUE ANDABA SIEMPRE CON EL,ESTUVO CASADO Y UN DÍA SU MUJER LO ECHÓ DE CASA Y SE QUEDÓ CON EL NEGOCIO QUE TENIAN JUNTOS.AHORA SU AMIGO DORMIA EN UNA OBRA SEMI ACABADA.SE PODRÍA ESTAR MÁS DE UNA SEMANA SIN DUCHARSE.PASABAN LOS DOS CASI TODO EL DÍA EN LA BIBLIOTECA PIDIENDO UNA HORA DE INTERNET DESPUÉS DE OTRA.PARA MUCHOS AFRICANOS AQUÍ EN ESPAÑA,SOBRETODO LOS SIN PAPELES COMO ESTABA EN AQUEL MOMENTO ETIENNE ES,DE ESTAR EN LA CALLE VAGABUNDEANDO O EN LA BIBLIOTECA CONECTADANDO EN INTERNET..UN DÍA LO INVITÓ EN MI CASA.MI MUJER HIZO UN PLATO AFRICANO. ERA YUCA CON SALSA DE CACAHUETE. DESPUES MIRAMOS UNOS VÍDEOS AFRICANOS. LO PASAMOS MUY BIEN.DESDE AQUEL DÍA,TODOS LOS FINES DE SEMANA VENÍA EN MI CASA (PRECISAMENTE LOS SABADOS.UN DÍA COMIENDO LO PREGUNTÉ SI ME PODRIA TAMBIÉN ENSEIGNARME SU CASA.ME CONTESTÓ DICIENDO QUE DONDE VIVÍA LA CASA NO ERA SUYA,PERO ME PROMETÍ QUE UN DÍA ME LLEVARÁ AHÍ.

UN DÍA ME INVITÓ A LA CASA DONDE VIVÍA. ESTABA AHÍ LA SEÑORA DE LA CASA.ERA MAYOR DE 68 AÑOS O MÁS. JUBILADA,CATOLICA Y MUY AMABLE.ME CONTESTÓ QUANDO YO LA SALUDÉ. ME PREGUNTO DE QUÉ PAIS ERA.LA CONTESTÓ Y LUEGO SEGUIMOS HABLANDO. ME CONTÓ QUE CONOCÍA ÁFRICA Y COMO ENCUENTRÓ A ETIENNE EN LA CALLE LUEGO LO LLEVÓ EN SU CASA.DESPUES DE LA CHARLA CON LA SEÑORA MAYOR,ETIENNE ME ENSEÑÓ SU HABITACIÓN,ESTABA LIMPIA E GRANDE,NORMAL PARA UN CHICO DE SU EDAD.ERA LAS 14HOO,LA

HORA DE LA COMIDA.ESTABAN A PUNTO DE COMER,LES DEJO Y ME FUI A MI CASA.

DESPUÉS DE ESTE EPISODIO,YA NO FUI A SU CASA. PASARON UNOS MESES.UN DÍA LO VI EN EL BARRIO Y ME CONTÓ QUE NECESITABA HACER UN PASAPORTE EN LA EMBAJADA DE SU PAÍS.PERO NO TENÍA SU CERTIFICADO DE NACIMIENTO. LLEVABA VARIOS MESES PIDIENDOLO A UNO DE SU FAMILIARES EN SU PAÍS. LLEVABA VARIOS MESES MANDANDO DINERO EN SU PAÍS. VARIOS MESES DESPUÉS POR FIN RECIBIO EL FAMOSO DOCUMENTO.UN DÍA ME CONTÓ QUE HABIA ENCONTRADO UN TRABAJO. ERA UN MATRIMONIO QUE BUSCABA A ALGUIEN PARA CUIDAR DE SU HIJO VARÓN. IBA TODOS LOS DÍAS DE 08H00 A 16H30,TOMABA EL DESAJUNO Y LA COMIDA DE LAS 14H00.LO PAGABA 150€TODOS LOS MESES DURANTE 6 MESES.AHORRO SUFICIENTEMENTE DINERO PARA HACER SU PASSAPORTE QUE COSTABA EN LA ÉPOCA 149€.DEJO EL TRABAJO DESPUÉS DE 6 MESES PORQUE EL NIÑO DE ESE MATRIMONIO SE FUE A LA GUARDERIA.LO VOLVIÓ A VER UN AÑO DESPUÉS ME DIJO QUE YA NO ESTABA A LA CASA DE LA SEÑORA QUE AHORA ESTABA VIVIENDO EN LA OBRA CON SU AMIGO DE CONGO. LO PREGUNTÉ SI LA SEÑORA LO HABÍA ECHADO DE SU CASA.ME CONTESTÓ POR LA NEGATIVA DICIENDO QUE HABÍA SALIDO SÓLO.ME RECUERDO QUE LA ÚNICA VEZ QUE FUI A SU CASA ,ESTA SEÑORA SE QUEJÓ QUE NO BUSCABA TRABAJO.LO VI EN LA BIBLIOTECA MUNICIPAL DESPUÉS DE UN AÑO.NO ERA MUY LIMPIO.DESPUES ME CONTÓ QUE VIVIA FUERA EN UN PARQUE CON SU AMIGO DE CONGO E UNAS PERSONAS MÁS.PORQUE LA OBRA SE HABÍA ACABADO. NO ERA POSIBLE SEGUIR VIVIENDO AHÍ. TUVIERON QUE IR EN UN PARQUE ABIERTO. AQUEL DÍA ESTABA MUY SUCIO,OLIA MAL.LOS PELOS EN LA CABEZA LO HABÍA CRECIDO UN MONTON.YO LO DIJE QUE ME TENÍA QUE MUDAR EN EL OTRO BARRIO MUY LEJOS DE AQUELLO QUE VIVÍA ANTES.LA EMPRESA MUNICIPAL DE LA VIVIENDA NOS HABÍA ENTREGADO LAS LLAVES PARA UN NUEVO PISO.ERA QUESTIONS DE SEMANAS PARA IR A VIVIR EN EL BARRIO NUEVO.

UN AÑO DESPUÉS LE VI EN EL METRO.PRIMERO VI DE LEJOS A UN AFRICANO (NEGRO)PIDIENDO DINERO EN EL VAGÓN DE AL LADO.AL PRINCIPIO NO LO RECONOCIÓ. PERO QUANDO LLEGÓ A MI VAGON,LO RECONOCI E EL A MI.CHARLAMOS UN POCO. HABLANDO SUPO QUE NO

ESTABA BIEN. ESTABA ENFERMO. ESTABA SUPER SUCIO.OLIA MUY MAL.CON ROPA MUY SUCIO .LO SALUDÉ ,CHARLAMOS UN POCO. ME DIJO QUE ESTABA ENFERMO Y DORMÍA EN LA CALLE. NO ME ACUERDO SI LO DI DINERO PERO ME ACUERDO QUE SALÍ EN LA SIGUIENTE PARADA.

LE VI OTRA VEZ DESPUÉS DE 5 AÑOS,PRECISAMENTE EN EL MES DE JULIO DE 2016(ME ACUERDO PORQUE TENGO LAS CUSTUMBRES DE COGER LAS VACACIONES EN LOS MESES DE JULIO.E AQUEL DÍA ESTUVO DE VACACIONES.)ERA EN MI NUEVO BARRIO.NOS SALUDAMOS E EMPEZAMOS A HABLAR.HABIA ENGORDADO MUCHO.TOMABA PASTILLAS POR LA DEPRESIÓN. QUANDO HABLABA PARECÍA UN POCO PERDIDO. ME PREGUNTÒ POR MI FAMILIA ,LO CONTESTÓ DICIENDO QUE TODO EL MUNDO ESTABA BIEN EN AQUEL MOMENTO. VIVÍA EN UNA CASA DE ACOGIDA. ERA UNA ASOCIACIÓN PARA EMIGRANTES. ESTABAN QUATROS O CINCOS PERSONAS EN UNA CASA DE TRES HABITACIONES. LA ASOCIACIÓN LES DABA DINERO TODOS LOS FINES DE SEMANAS PARA COMPRAR COMIDA

ESTABA EN TRATAMIENTO. PADECIA ALGUNO TIPO DE TRASTORNOS MENTALES. NO ME LO DIJO DIRECTAMENTE PORQUE EN ÁFRICA Y EN ALGUNOS PAÍSES DEL MUNDO LA GENTE TIENE VERGÜENZA DE DECIR QUE PADECEN ESA CLASE DE ENFERMEDAD. PORQUE LA GENTE SE SIENTE MARGINADOS ,APARTADOS'JUZGADOS.LES TRATAN COMO A LOS LOCOS.ERA UN BUEN CHICO.ME CONTÓ QUE SU MADRE MURIÓ HACIA UN AÑO NO PUDO IR AL FUNERAL PORQUE NO TENÍA SUS PAPELES.PERO AL MOMENTO QUE ESTABAMOS HABLANDO YA TENÍA SU TARJETA DE RESIDENCIA DE UN AÑO DE VALIDAD.NOS SEPARAMOS. LLEVO DOS AÑOS SIN VERLE DESDE AQUEL DÍA.. LO VOLVIÓ A VER EL AÑO PASADO,SEGUÍA VIVIENDO EN EL MISMO VARIO,SEGUÍA CON SU TRATAMIENTO. PADECE UN TRASTORNO BIPOLAR SEGÚN ME CONTO.HABIA SALIDO SU RESIDENCIA DE DOS AÑOS SIN PERMISO DE TRABAJO. ME CONTÓ QUE ESPERABA LA PERMANENTE DE CINCO AÑOS PARA TRABAJAR PORQUE ESA RECIDENCIA VENIA CON UN PERMISO DE TRABAJO. LLAVABA 19 AÑOS EN ESPAÑA SIN TRABAJAR LEGALMENTE Y VIAJAR A SU PAIS DE ORIGEN. ERA TERIBLE PARA EL.TODOS ESOS PROBLEMAS AÑADIENDO EL TRANSTORNO QUE PADECIA.DESDE ENTONCES NO LO HE VUELTO A VER.

AHORA HABLAMOS DEL CASO DE **MBOA**".ERA DE CONGO BRAZAVILLE.LLEBABA VEINTE AÑOS EN ESPAÑA.LO CONOCÍ HACE 15 AÑOS POR LA AYUDA DE UN AMIGO ESPAÑOL QUE LO AYUDABA.QUANDO LO CONOCÍ ERA UN CHICO NORMAL DE UNOS TREINTA Y PICO DE AÑOS.TRABAJABA.ME CONTÓ UN POCO SU VIDA.QUANDO LLEGÓ EN ESPAÑA EN PATERA ESTABA VIVIENDO EN UN ALBERGUE COMO REFUGIADO POLITICO.QUE TENÍA UNA MUJER Y UNA HIJA EN SU PAÍS EN CONGO.DESPUES DE ESE DIA NO NOS VOLVEMOS A VER DESPUÉS DE TRES AÑOS.ANTES DE ESO,TENÍA UN AMIGO DE COSTA DE MARFIL QUE LO CONOCIA.ENTONCES UN DÍA ME CONTÓ QUE HABÍA VISTO A MBOA" A LA SALIDA DE UNA BOCA DE METRO PIDIENDO DINERO COMO UN MENDIGO.ESTABA CONSTERNADO.LO PREGUNTÉ QUE LO HABÍA PASADO ME CONTESTÓ QUE SEGURAMENTE TENÍA UN TRASTORNO MENTAL .SE DIO CUENTA QUANDO EMPEZÓ HA HABLAR CON EL.DECIA QUE QUERÍA VOLVER A SU PAÍS.DESPUES DE UN PART DE AÑOS LO VI EN LA ESTACIÓN DE TREN DE NUEVOS MINISTERIOS , ES EL QUE ME VI PRIMERO Y ME LLAMO POR MI NOMBRE. ESTABA VESTIDO CON ROPA SUCIA Y OLÍA MAL.EMPEZÓ HABLANDO DICIENDO QUE YA SABÍA CÓMO FUNCIONA EUROPA E QUE YA QUERÍA MARCHARSE EN SU PAÍS PARA SIEMPRE.HABLABA COMO UNA PERSONA QUE TENÍA UN PROBLEMA MENTAL.LO QUE DECÍA ERA COMO UNA OBSESIÓN. DESPUÉS DE AQUEL DÍA MUY TRISTE PARA MI,NO VOLVI A VERLO.NUESTRO AMIGO EN COMÚN EL COSTAMARFILEÑO ME CONTÓ QUE MBOA"PADECIA UNA ENFERMEDAD QUE SE LLAMA BIPOLAR".NO TENÍA NINGÚNA IDEA DE LO QUE SIGNIFICABA.ME DIJO QUE ERA UN TRASTORNO DE LA PERSONALIDAD. SIGO HABLANDO CONTÁNDOME LA VIDA DE MBOA".QUE NO QUERÍA TOMAR EL TRATAMIENTO,LAS PASTILLAS QUE EL PSYCHIATRA LO RECETABA.LO GUSTABA BEBER MUCHA CERVEZA Y FUMABA MUCHO TAMBIEN.DESPUES DE AQUEL DÍA NO VOLVÍ A VER NI A MI AMIGO COSTAMARFILEÑO NI A MBOA.

TRES AÑOS DESPUÉS VOLVÍ A VERLE EN LA CALLE,ESTABA BIEN VESTIDO.ME ALEGRO DE VERTE LO DIJO.EMPEZAMOS A HABLAR.ME CONTÓ EN POCO TIEMPO SU VIDA DE LOS ÚLTIMOS TRES AÑOS.QUE ESTUVE A SU PAÍS,SE CASÓ CON LA MADRE DE SU HIJA. LUEGO HIZO UNA REAGRUPACIÓN E TODOS ESTAN VIVIENDO JUNTOS.Y QUE ACABABA DE SER PADRE OTRA VEZ DE UNA NIÑA QUE LLEVA DOS AÑOS

Y NACIÓ AQUÍ EN MADRID. ENHORABUENA LO DIJE .ME ALEGRO MUCHO DE ESAS BUENAS NUEVAS.ERA VERDAD EN TRES AÑOS SU VIDA HABÍA CAMBIANDO TOTALMENTE,EN LO POSITIVO.TODO LO IBA BIEN.DE MARAVILLA. TENÍA ADEMÁS DE ESO,EL CARNET DE CONDUCIR DE COCHES,EL PERMISO DE RE.SIDENCIA PERMANENTE DE CINCO AÑOS...ANTES DE SEPARARNOS NOS CAMBIAMOS DE NUMERO DE TELÉFONO. DESDE ENTONCES NOS LLAMAMOS TODAS LAS SEMANAS.QUANDO LLEGÓ A CASA LO CONTO A MI MUJER. TRES MESES DESPUÉS LO INVITÓ A MI CASA CON SU FAMILIA.ERA UN SABADO.A LAS DOS HORAS DE RECIBIRLES,RECIBIÓ UNA LLAMADA SUJA QUE NO PODÍAN VENIR.QUE HABÍA OCURRIDO UN IMPREVISTO DE ÚLTIMA HORA. NO RECUERDO LO QUE ME CONTÓ AQUEL MOMENTO. PERO MI MUJER ESTABA UN POCO DECEPCIONADA DE HABER HECHO TANTA COMIDA PARA NADA.

UN MES DESPUÉS DE AQUEL DÍA,ESTABA TRABAJANDO EN SU BARRIO,LO VI EN LA CALLE Y EMPEZAMOS A CHARLAR. ME ENSEIGNO LA CALLE DONDE VIVÍA. LO DIJO QUE SI QUERÍA PODRÍA PASAR A SU CASA EL PRÓXIMO SÁBADO PARA QUE IBAMOS TODOS A PARQUET CON LOS NIÑOS. EN SU BARRIO TENÍAN UNOS PARQUES GRANDES Y BONITOS.ME CONTESTÓ QUE SI.QUE ERA UNA BUENA IDEA.QUE LO VAMOS A PASAR EN GRANDE.EFECTIVAMENTE QUANDO LLEGAMOS A AQUEL SÁBADO POR LA TARDE EN SU CASA,TENÍA UNA CASA PEQUEÑA DE DOS HABITACIONES UN BAÑO UNA COCINA.SU MUJER ERA GUAPA SUS DOS HIJAS TAMBIÉN. SU MUJER NOS DEMOSTRÓ LA HOSPITALIDAD AFRICANA,COSAS QUE AQUÍ EN EUROPA LA GENTE TIENE QUE MEJORAR.PARECE QUE ELLA NOS CONOCÍA HACE TIEMPO.NOS ABRAZÓ CON MUCHO CARIÑO Y ALEGRIA,A MI HIJO Y SOBRE TODO A MI MUJER.CONECTAMOS DESDE EL PRIMER MOMENTO. HABÍA MUCHA COMIDA,BEBIDAS,PALOMITAS,CERVEZAS,CHUCHES PARA NIÑOS E MUCHAS MÁS COSAS QUE NO ME ACUERDO.

AL PRINCIPIO DE CADA MES REPETIMOS EL MISMO ESCENARIO. NOS JUNTAMOS LAS DOS FAMILIAS CON NIÑOS,MUCHA COMIDA E MUCHA BEBIDA.DESPUES DE HABER COMIDO LAS MUJERES ACOMPAÑABAN LOS NIÑOS AL PARQUET DE JUEGO INFANTIL.MIENTRAS TANTO NOSOTROS LOS DOS HOMBRES NOS QUEDABAMOS AL BANCO PARA CHARLAR E HABLAR DE COSAS DE HOMBRES.

UN AÑO DESPUÉS DE SALIR PARA IR AL PARQUET TODOS LOS SÁBADOS COMO SIEMPRE.LLEGAMOS A SU CASA POR LA TARDE UN SÁBADO CON MI MUJER Y MIS DOS NIÑOS.LO VI UN POCO TRISTE.NOS CONTÓ DICIENDO QUE EN SU PROPIA CASA NADIE LO RESPECTABA.QUE NADIE LO RESPECTABA COMO JEFE DE FAMILIA A PESAR DE TODOS LOS ESFUERZOS QUE HACÍA PARA MANTENER A LOS SUYOS.YO QUANDO OÍ ESO PENSÉ QUE ERA LA FAMILIA DE ÁFRICA.PERO QUANDO ÍBAMOS AL PARQUET EL ME CONTÓ QUE SU MUJER Y SU HIJA MAYOR LO FALTABAN EL RESPETO EN CASA.QUE LES HABÍA DICHO QUE SI SEGUIEN CON TAL ACTITUD LES PEGARIA.LO PREGUNTÉ QUE CUÁL ERA REALMENTE EL PROBLEMA DE FALTA DE RESPETO.PORQUE A MI,HABÍA ALGO QUE NO CUADRABA.EMPEZO A COMPTARME LA HISTORIA DICIENDO QUE HACÍA UN PART DE MESES DIJO A SU MUJER DE DEJAR EL TRABAJO QUE ESTABA HACIENDO PARA CUIDAR DE LOS NIÑOS.Y LA MUJER NO QUIERE.TODOS LOS DÍAS DISCUTIAN DELANTE DE LOS NIÑOS EN CASA,LA PEGABA Y INSULTABA A SU HIJA MAYOR DICIENDO QUE NO ERA SU PADRE.INTENTO CALMARLE Y RECONFORTARLE DICIENDO QUE PEGAR E INSULTAR NO ERA LA SOLUCIÓN. QUE RESULTABA MEJOR HABLAR Y SEGUIR HABLAR ,LLAMAR A LA FAMILIA A ÁFRICA Y QUEJARSE TAMBIÉN.BUSCAR AYUDA POR EL BIEN DE TODOS.ME ACUERDO QUE DESPUÉS DE ESTA CHARLA,ERA LA ÚLTIMA VEZ QUE ÍBAMOS JUNTOS AL PARQUET. QUANDO IBA A SU CASA LOS SÁBADOS YA NO ESTABA.SEGUN SU MUJER,SALÍA TODAS LAS MAÑANAS SE SENTABA AL PARQUET SÓLO FUMANDO Y BEBIENDO CERVEZAS. ENTONCES QUANDO VENIMOS A SU CASA.SU MUJER ES LA QUE NOS RECIBIA CON ALEGRÍA.NOS DABA COMIDA Y BEBIDA.UN DÍA ESTABA TRABAJANDO EN SU BARRIO LO VI POR LA CALLE,ERA A UNA HORA POR LA MAÑANA.DEBERIA ESTAR EN EL TRABAJO O DE VACACIONES. LO SALUDÉ Y LO PREGUNTÉ COMO IBA? YA NO TRABAJO ME CONTESTÓ. PARECE QUE HABÍA DEJADO EL TRABAJO QUE TENÍA.EMPEZO A CONTARME QUE LA CULPA ERA DE SU MUJER. NO QUERÍA ACOSTARSE CON EL .NO LO HACÍA NADA EN CASA ,NI LA COMIDA NI LAVAR SU ROPA NI HABLARLE.ME DIJO QUE TENÍA MIEDO QUE SU MUJER LO ENVENENA. YA ME DI CUENTA QUE NO ESTABA BIEN.EL ENVENENAMIENTO ES UNO DE LOS SÍNTOMAS DE LAS ENFERMEDADES MENTALES.FUMABA Y BEBIA DEMASIADO.ME CONTÓ MUCHAS COSAS QUE SU MUJER LO HACÍA. LO PROMETÍ QUE ESTARÉ A SU CASA EL PRÓXIMO SÁBADO PARA HABLAR

DE ESTE ASUNTO EN FAMILIA.HAY UN PROVERBIO AFRICANO QUE DICE QUE LAS SÁBANAS SUCIAS SE LAVAN EN FAMILIA.NOS DESPEDIMOS PORQUE TENÍA QUE SEGUIR CON MI TRABAJO.QUANDO LLEGÓ A CASA AQUEL DÍA LO CONTÓ TODO A MI MUJER. ESTABA UN POCO DECEPCIONADO CON TODO LO QUE ME CONTÓ SOBRE SU MUJER. PERO TENÍA MIS DUDAS SOBRE TODO LO QUE ME DECÍA.SABIA QUE ERA ENFERMO.LA MAYORÍA DE TIEMPO NO QUERÍA TOMAR LA MEDICINA. PERO AÚN ASÍ ERAN NUESTROS AMIGOS.TENIAMOS QUE HACER ALGO.QUERIA AYUDARLES.DIJO ENTONCES A MI MUJER QUE CUANDO VAMOS A SU CASA EL PRÓXIMO FIN DE SEMANA QUE SE QUEDE A PARTE CON SU MUJER PARA INTENTAR HABLAR CON ELLA.JO HARÉ LO MISMO CON SU MARIDO.EL OBJECTIF ERA ECHARLES UNA MANO.RECONCILIARLES.

QUANDO LLEGAMOS A CASA POR LA NOCHE MI MUJER EMPEZÓ A CONTARME LO QUE HABÍA HABLADO. PARECE QUE LA MUJER DE MI AMIGO SE QUEJÓ MUCHO QUE SU MARIDO LE PEGABA. PEGABA TAMBIÉN A LA HIJA MAYOR DICIENDOLAQUE NO ERA SU HIJA.BEBIA MUCHO,FUMABA.ADEMAS LO ESTABA OBLIGANDO A DEJAR SU TRABAJO.DIJO TAMBIÉN QUE LO GUSTABA LOS JUEGOS DE HAZART.ENTRABA EN UN LOCAL DE APUESTA CODERE Y GASTABA TODO SU DINERO.AL FINAL DE CADA MES QUANDO LO PAGABA LA NÓMINA DEL MES. LUEGO DESPUÉS DE PERDER TODO EL DINERO,LLEGABA A CASA BEBIDO Y DE MALHUMOR.PEGABA A SU MUJER E HIJA.LA MUJER LA CONTÓ TAMBIÉN QUE CON TANTOS PROBLEMAS SE FUE UN DÍA A VER A UN CURA DE LA IGLESIA CATÓLICA PARA QUE SE LES AYUDES.DESPUES DE VARIAS REUNIONES NO TUVO RESULTADO.NADA CAMBIÓ. SIGUIO PEGANDOLA,BEBIENDO FUMANDO E PERDIENDO DINERO EN LOS JUEGOS DE APUESTAS.TENIAN MÁS DE MIL QUINIENTOS EUROS DE DEUDA CON EL DUEÑO DE LA CASA.PORQUE HACÍA MESES QUE NO PAGABAN EL ALQUILER.ADEMAS YA NO SE ACOSTABA CON SU MUJER. EL DORMÍA AL SOFA E SU MUJER AL DORMITORIO CON LA NIÑA PEQUEÑA.QUANDO ME FUE AL PARQUE EL FIN DE SEMANA SIGUIENTE MI AMIGO ME CONTÓ QUE YA NO QUERÍA A SU MUJER QUE QUERÍA DIVORCIAR.ME CONFESÓ QUE YA NO TENÍA ERECCIÓN DURA COMO ANTES.SE FUE A VER A SU MÉDICO.SU MÉDICO LO DIJO QUE TENÍA QUE DEJAR DE FUMAR DE BEBER TANTO.AUN QUE HIZO TODO ESO NO

CONSIGUIÓ AYUDARLE.ENTONCES EL MEDICO AL FINAL QUERÍA RECETARLE LA VIAGRA.LA CONVERSACIÓN FUE INTERRUMPIDA POR LOS NIÑOS QUE NECESITABA AYUDA. HASTA HOY NO SÉ EXACTAMENTE COMO FUE EL FINAL.AHORA QUE ESTOY ESCRIBIENDO ESTAS LIÑAS ESTÁ SEPARADO DE SU MUJER.VOLVIO A SU PAÍS E LA MUJER SE QUEDÓ AQUÍ CON LOS NIÑOS.UN DÍA LO MANDO UN WAPSAP DESDE CONGO.ME CONTESTÓ QUE SE VA HA CASAR PRONTO DEJO SU TRABAJO PARA SER UN MENDIGO EN LAS BOCAS DE METRO.TENIA EL BIBOLAR.NO TOMABA MEDECINA. ESO CAMBIA A MAL SU VIDA. DEJO A SU MUJER ABANDONÓ A SUS HIJAS.Y VOLVIO A SU PAÍS PARA SIEMPRE.

CAPÍTULO 3.

COMUNIDAD DE MADRID.

A MADRID,EN ESPAÑA ,SUBEN LOS INGRESOS POR TRASTORNOS MENTALES.CASI 4.OOO.OOO ESTANCIAS HOSPITALARIAS POR TRASTORNOS MENTALES SE REGISTRARON EN DOS MILE CINCO.MENOS DE TRES POR CIENTO FUERON DADOS DE ALTA.ES UNA CHIFRA BAJA POR EL EXCELENTE TRATAMIENTO DE LOS PROFESIONALES DE ESTA ENFERMEDAD. LA EDAD SUELE VARIAR ENTRE CUARENTA Y CINCUENTA Y CINCO.HA HABIDO CASI DIEZ Y NUEVE DÍAS DE ESTANCIA HOSPITALARIAS EN CENTROS PÚBLICOS. EN LOS CENTROS PRIVADOS ESTA CHIFRA SUBE Y SE SITÚA EN CASI QUARENTA Y NUEVE DÍAS DE ESTANCIAS HOSPITALARIAS.

VENTE Y CINCO PORCENTO DE LOS ESPAÑOLES HA PADECIDO,PADECE O PADECERA ALGÚN TIPO DE TRASTORNOS MENTALES. UN RESPONSABLE DE LA SALUD DE LA COMUNIDAD DE MADRID RECONOCE QUE NO SE INVIERTE TANTO EN ESTA ENFERMEDAD,SÓLO UN CINCO POR CIENTO DEL GASTO SANITARIO. CON EL AUGMENTO DEL NÚMERO DE CASOS,LA SATURACIÓN DE LOS HOSPITALES PÚBLICOS Y PARTE DE LA SOCIEDAD MIRANDO DE REOJO ESTÁ CLASE DE ENFERMEDADES,LA SALUD MENTAL EN ESPAÑA PARECE INCIERTA.HAY QUE HACER GRANDES ESFUERZOS EN MATERIA DE PREVENCIÓN,PROMOCIÓN ,INVESTIGACIONES DE TRATAMIENTOS PSICOLÓGICOS Y FARMACOLOGICOS.

HABLAMOS AHORA DEL CASO DE **JACQUES.** , OTRO AFRICANO.EMPEZAMOS POR SUS INFORMES PSIQUIATRÍCOS DE UNO DE LOS MEJORES HOSPITALES DE ESPAÑA Y DE EUROPA.

HISTORIA DE LA ENFERMEDAD:

PACIENTE DE TREINTA Y UN AÑO DE NACIONALIDAD AFRICANA,RECIDENTE EN ESPAÑA DESDE ENERO DE DOS MILE .ACTUALMENTE VIVE EN UNA COMUNIDAD AUTÓNOMA. NO TIENE NINGÚN APOYO FAMILIAR NI SOCIAL.TIENE UN ANTECEDENTE DE UN EPISODIO PSICOTICO PARANOIDE DE UN AÑO DE DURACIÓN POR EL QUE ACABO INGRESANDO EN LA UNIDAD DE PSIQUIATRÍA DEL HOSPITAL MÁS GRANDE DE ESPAÑA Y DE EUROPA DURANTE QUINCE DÍAS. EN DICHO

INGRESO,EL PACIENTE SE ENCONTRABA MUTISTA,APARENTEMENTE DESCONECTADO DEL MEDIO,CON UN CUADRO CATATONIFORME Y CONDUCTAS CARENTES DE SENTIDO,JUNTO CON IDEACION DELIRANTE DE CONTENIDOS MEGALOMANIACOS Y RELIGIOSAS.AL DARLE EL ALTA EN EL HOSPITAL,SE LO INSTAURO TRATAMIENTOS CON PERIDOL,AKINETON RETARD,ORFIDEN Y UNA AMPOLLA DE MODECATE CADA MES.EL PACIENTE REFIERE QUE REMETIERON LOS SÍNTOMAS PSICOTICOS EN SU TOTALIDAD,PERO AL TIEMPO DE ESTAR PONIENDOSE EL MODECATE,PRESENTÓ IMPORTANTES EFECTOS SEGUNDARIAS(CANSANCIO,TORPOR MENTAL,TORPEZA MOTORA)QUE LO IMPIDIERON TRABAJAR ,POR LO QUE DECIDIERON SUSPENDER DICHO TRATAMIENTO .

HASTA EL MES DE AGOSTO DE DOS MIL PERMANECIÓ ASINTOMATICO Y CON UNA BUENA ADAPTACIÓN LABORAL:SIN EMBARGO EL QUINCE DE AGOSTO DEL MISMO AÑO,PRECISÓ UN INGRESO BREVE (HASTA EL VEINTE DE AGOSTO DEL MISMO AÑO).EN EL HOSPITAL SE LO DIANOSTICO DE PSICOSIS CICLOIDE DE LA MOTILIDAD. REQUIRIÓ OTRO INGRESO EN EL HOSPITAL POR SÍNTOMAS SIMILARES ENTRE EL QUATRO Y QUATORSE DE SEPTIEMBRE DEL MISMO AÑO.LO HABIAN DETECTADO ALTERACIONES CONDUCTUALES DEL TIPO PERPLEJIDAD Y CONDUCTA ALUCINATORIA DESDE HACÍA UN PAR DE DÍAS. EN LA MADRUGADA DEL INGRESO SE PUSO EN EL BALCÓN DE UN SEGUNDO

PISO,VERBORRECIA CON UN DISCURSO INCOHERENTE DICIENDO""AGUJERO BLANCO Y NEGRO ....QUIERO SER REY MAGO...AMENAZABA CON TIRARSE Y FINALMENTE CAYÓ AL BALCON DE LOS BOMBEROS.DURANTE EL INGRESO SE MOSTRÓ EVITATIVO Y DESCONFIADO,AUNQUE DANDO EXPLICACIÓNES RAZONABLES DE ESTA CONDUCTA.NO SE OBSERVARON SÍNTOMAS PSICÓTICOS QUE JUSTIFICARON LA PROLONGACIÓN DEL INGRESO EN CONTRA DE SU VOLONTAD.SE MODIFICÓ EL TRATAMIENTO SUSTIYENDO EL ARIPIPRAZOL QUE VENÍA TOMANDO POR OLANZAPINA.

EL VEINTE DE OCTUBRE DEL MISMO AÑO REGRESO EN LA UNIDAD PSIQUIATRÍA DE ESE HOSPITAL,TRAS SER HALLADO DEAMBULANDO POR UNA CARRETERA EN OBRAS,EN ACTITUD PERPLEJA,PERMANECIENDO RATOS PROLONGADOS DE PIE INMÓVIL. RELATAN QUE JACQUES DECÍA QUE PODIA LEER LA MENTE DEL MÉDICO POR LA ROPA...QUE PODÍA DESNUDAR A LA GENTE CON UNA MIRADA.....QUE ES EL REY MAGO Y QUE LA GUARDIA CIVIL ES SU ESCOLTA.......AL PARECER NO SEGUIA EL TRATAMIENTO ESTABLECIDO.TRAS UNA SEMANA DE INGRESO REMITIÓ EL CUADRO Y FUE DADO DE ALTA SUSTITUYENDO LA "OLANZAPINA POR ARIPRIPRAZOL.

EN OCTUBRE Y EN NOVIEMBRE DEL MISMO AÑO REGRESO EN DOS OCASIONES EN LA UNIDAD PSIQUIATRÍA DE ESE HOSPITAL TRAS NUEVAS

DESCOMPENSACIONES PSICOPATOLOGICOS.FUE DIANOSTICADO DE MANÍA CON SÍNTOMAS PSICÓTICOS Y CATATONICOS Y ÚNICAMENTE SE MANTUVO TRATAMIENTO CON ANTIPSICOTICOS DEPOT.

EL ÚLTIMO INGRESO SE PRODUJO DEL DÍA DIEZ AL QUINCE DE ABRIL DEL DOS MIL NUEVE.JACQUES LLEVABA TIEMPO ACUDIENDO DE FORMA MUY IRREGULAR A LAS CONSUTAS CON SU PSIQUIATRA DE REFERENCIA.JACQUES SUSPENDIÓ EL TRATAMIENTO CON RISPERIDONA DE LIBERACION PROLONGADA APROXIMADAMENTE UN AÑO ANTES.CON POSTERIORIDAD SE TRASLADÓ A UNA CUIDAD CERCA DE DONDE VIVÍA ANTES.HABIA PERMANECIDO SIN ACUDIR A CONSULTAS.UN MES DESPUÉS DE ESE INGRESO APARECIÓ DE NUEVO EN LA UNIDAD PSIQUIATRÍA DE ESE HOSPITAL. ESTA INQUIETO Y CON CIERTO TINTE MANIFORME.SE RECETÓ TRATAMIENTO CON QUETIAPINA QUE EL PACIENTE,JACQUES,PRESUMIBLEMENTE NO HABÍA TOMADO.

PRECISÓ INGRESO EN EL UHP EN JUNIO DE DOS MIL NUEVE SIENDO DIANOSTICADO DE TRASTORNOS ESQUIZO AFECTIVO DE TIPO MANÍACO E INSTAURANDO TTO CON DEPAKINE 500,RISPERDAL FLAS 3MG,ZYPREXAS 5MG.

VOLVIÓ A LA CUIDAD CERCANA DE DONDE RESIDIA SIEMPRE ,PARA TRABAJAR.EN ENERO DE DOS MIL DIEZ,FUE OTRA VEZ INGRESADO A LA UNIDAD

PSIQUIATRÍA DE ESE HOSPITAL TRAS NUEVAS TRASTORNOS. EL DÍA DEL INGRESO ES TRANSLADADO A LA CUIDAD QUE SE MUDÓ PARA TRABAJAR AL HABITUAL.SEGUN CONSTA EL INFORME DE LOS RESPONSABLES QUE LO ATENDIERON AQUEL DÍA.

LOS AMIGOS RELATAN ALTERACIONES CONDUCTUALES DEL PACIENTE EN EL DÍA DEL INGRESO.COMENTAN QUE HA IDO A CASA DE UNO DE ELLOS,QUE SE HA PUESTO A ENTRAR EN TODAS LAS HABITACIONES SIN NINGÚN TIPO DE OBJECTIVO,CON RISAS INMOTIVADAS,INCOHERENTE EN LO QUE DECÍA,DICIENDO COSAS RARAS Y CONFUSAS.ENTRO EN EL BAÑO Y PADECIÓ AHÍ MÁS DE TRES HORAS ENCERRADO Y AL PARECER HA ESTADO COMIENDO PAPEL HIGIÉNICO,SE PUSO DE CHAQUETAS DICIENDO QUE TENÍA FIEBRE.EXPLICARON SUS AMIGOS QUE LO VIERON HACE TRES SEMANAS Y QUE ESTABA BIEN.DURANTE LA ENTREVISTA DE URGENCIAS ERA IMPOSIBLE OBTENER UNA INFORMACIÓN FIABLE.NO SE SABÍA CUANDO FUE LA ÚLTIMA VEZ QUE FUE AL CONSULTA.NO SE SABÍA QUE TRATAMIENTO TOMABA.NIEGA EL ESTRÉS ACTUAL,NIEGA CONSUMO DE DROGAS.SE PRESENTÓ CON LOS PIES MUY SUCIOS Y AL INTEROGARLE NO SABE CUÁL HA SIDO EL MOTIVO.COMENTA QUE ESTÁ CASADO CON HIJOS (SUS AMIGOS DESMIENTEN LA INFORMACIÓN)SE SOLICITA EN URGENCIA ANALITICOS DE TOXICOS

RESULTANDO ESTA NEGATIVA Y DE SANGRE PARA DESCARTAR PATOLOGÍA ORGANICA

AGUDA.ADMINISTRAN 10MG DE OIANZAPINA BELOTAB,VALIUM 10MG ORAL.DURANTE SU ESTANCIA EN LA SALA DE OBSERVACION DEL HOSPITAL,EMPIEZA A MONSTRARSE SUSPICAZ,AUTOREFERENCIAL,DESAFIANTE,CON FALSOS RECONOCIMIENTOS,IDEAS MEGALOMANIACAS

PONIÉNDOSE DE MANIFESTO SU DESORGANISACION CONDUTUAL.

PARA EL TRASLADO PROCEDEN A LA SEDACION DEL PACIENTE PARA CONTENCION MECANICA Y TRANSLADO:TRANXILIUM 50MG+HALOPERIDOL 5MG+1/2 AMP DE SINOGAN.

SU PSIQUIATRA TRATANTE COMEMTA QUE DESDE EL PASADO INGRESO EN UNIDAD PSIQUIATRÍA DE ESE HOSPITAL EN JUNIO DE HACIA DOS AÑOS NO HA EJERCIDO ACTIVIDAD LABORAL ALGUNA Y QUE ESTÁ EN TRÁMITES DE GESTIÓN DE EMPLEO.NO DISPONE DE SOPORTE SOCIAL Y LAS AMISTADES SE LIMITAN A CONTACTOS ESPORADIGOS,CONTINÚA VIVIENDO SÓLO.SEGUN CONSTA SU INFORME ESTÁ EN TRATAMIENTO CON ABILOFY 15MG AÑADIENDO RECIENTEMENTE ZYPRESA.SEGUN INFORMEN DESDE EL HOSPITAL DE REFERENCIA EN LA CUIDAD DONDE VIVE HABITUALMENTE,ESTABA EN TRATAMIENTO CON RISPERIDONA,DE LIBERACIÓN PROLONGADA 25MG FUE EL PASADO DÍA QUINCE DE JULIO.POSTERIORMENTE EL PACIENTE NO ACUDE A LAS SUCESIVAS ADMINISTRACIONES.EXPLOTACION PSICOPATOLOGICA.

EN URGENCIAS NO ES POSIBLE REALIZAR UNA ADECUADA ESPLORACION PSICOPATOLOGICA,YA QUE EL SIGUIENTE ES TRANSLADADO SEDADO .AL DÍA SIGUIENTE A LA UNIDAD.EN LA EXPLORACIÓN MOTORA PRESENTA SUDORACION CEREA Y CIERTA PARATONIA EN EL HOSPITAL,SIN RUEDA DENTADA.NO MANTENIENTO DE POSTURAS NI FLEXIBILIDAD CEREA.NO REFLEJÓ GLABELAR,NO GRASPING,NO HOCIQUEO.

DURANTE LAS PRIMERAS SEMANAS DE INGRESO PRESENTABA UN DISCURSO VERBORREICO CON ASOCIASIONES LAVAS Y PARA RESPUESTAS,CENTRADO EN SU IDEACION DELIRANTE DE CONTENIDO FUNDAMENTALMENTE MEGALOMANIACO Y GENEALOGICO.ASI COMO INTERPRETACIONES DELIRANTES ,IDEACIONES DE DOBLES SUBJECTIVOS Y SENSACION SUBJECTIVA DE BIENESTAR. ALTERACION DEL CICLO SUEÑO VIGILIA.SE INTAURA TRATAMIENTO CON CLAUTOAPINA,MANTENIENDO SUEÑO CONSERVADO EN EL MOMENTO DEL ALTA..ADECUADA CONCIENCIA DE ENFERMEDAD DE LA NECESIDAD DE MANTENER EL TRATAMIENTO PAUTADO,DADA LA ADECAUDA TOLERENCIA A LA MEDICACIÓN ANTIPSICOTICA ACTUAL NEGANDOSE A LA ADMINISTRACIÓN DE ANTIPSICOTICOS DE LARGA DURACIÓN.

SE DECIDE EL PASO A REGIMEN DE HOSPITALIZACION PARCIAL PARA ASEGURAR LA MEJORIA DESDE EL PINTO

DE VISTA PSICOPATOLOGICA Y VINCULAR AL PACIENTE AL CENTRO DE REFERENCIA.

SITUACION LABORAL ACTUAL DE BAJA POR ENFERMEDAD.

DIANOSTICO:VEINTE Y CINCO TRASTORNOS ESQUIZOAFECTIVOS.

ESO ERA UNO DE LOS MUCHOS INFORMES MEDICOS QUE TENÍA JACQUES,UN AFRICANO QUE LLEVABA DIEZ Y SIETE AÑOS VIVIENDO EN ESPAÑA.LLEGO EN ESPAÑA POR BARCO,NO POR PATERA COMO LA MAYORÍA DE LOS AFRICANOS.EL BARCO SALÍA DE COSTA DE MARFIL PERO EL NO ERA DE AHÍ.VENIA DE OTRO PAÍS AFRICANO RELATIVAMENTE CERCANO..NO TENÍA NINGÚNA FAMILIA EN ESPAÑA.EL BARCO LLEGÓ A VIGO EN LA PROVINCIA DE GALICIA.ESTUVO AHÍ DURANTE UN PART DE SEMANAS,COMO NO HABÍA MUCHAS OPORTUNIDADES DE TRABAJO SE FUE A MADRID PARA BUSCAR UN TRABAJO.QUANDO LLEGÓNO TENÍA DONDE DORMIR.ENCONTRÓ UN CHICO DE COSTA DE MARFIL EN LA STATION DE AUTOBÚSES DE MENDEZ ALVARO,ESE LO DIJO QUE SE VAYA AL CENTRO DE MADRID,AL METRO LA LATINA QUE AHÍ HABIA MUCHOS AFRICANOS QUE VIVÍA AHÍ.ENCONTRÓ UN AFRICANO NADA MÁS SALIR DEL METRO QUE LO DIJO DE IR A PUENTE DE SEGOVIA Y QUE DEBAJO MUCHOS AFRICANOS DORMIABA DEBAJO DEL PUENTE.AHI ERA SU NUEVA CASA DURANTE TRES AÑOS.HACIA CURSOS,DESAJUNABA Y CENABA EN LOS

COMEDORES SOCIALES DEL CENTRO DE MADRID.SE
DUCHABA EN LAS DUCHAS PÚBLICAS EN LA CALLE
EMBAJADORES.TENIA MUCHOS AMIGOS DE TODOS LOS
PAÍSES. PERO TUVE UN BUEN AMIGO,ERA UN CHICO DE
GHANA,SE FUE A VIVIR A NAVARRA EN UN PUEBLO DE
ESTA CUIDAD EN 2002.UN AÑO MÁS TARDE ESE CHICO
DE GHANA LLAMO A JACQUES PARA QUE VENGA A ESE
PUEBLO A TRABAJAR EN LOS CAMPOS.DESPUES DE
TRABAJAR EN LOS CAMPOS DURANTE UNOS
MESES,ENCONTRÓ OTRO TRABAJO DE MOZO DE
ALMACEN.EN ESA EMPRESA TRABAJABA TAMBIEN UN
CHICO DE AFRICA LLAMADO PEDRO O PIERRE EN
FRANCÉS.ERAN DE UN MISMO PAÍS. EL DUEÑO DE ESA
EMPRESA EN NAVARRA,PRECISAMENTE EN TUDELA LES
DIO UN PISO DE DOS HABITACIONES PARA LOS
DOS.CADA UNO TENÍA UN DÍA PARA LIMPIAR Y HACER
LA COMIDA.DOS AÑO MÁS TARDE,ESTABAN HACIENDO
LA SIESTA .JACQUES TUVO UN SUEÑO DONDE VEÍA A SU
AMIGO"PEDRO"SIGUIENDOLO CON UN CUCHILLO PARA
MATARLE.QUANDO SE DESPIERTO DEL SUEÑO QUE
TUVO EMPEZÓ A ACUSAR A SU AMIGO PEDRO DE
QUERER INTENTAR MATARLE.EMPEZO A ACUSARLE DE
BRUJO. QUE LO ESTABA HACIENDO MAGIA
NEGRA.LUEGO LLAMO A SU FAMILIA A SU PAÍS Y
EMPEZÓ A CONTARLES SU PROBLEMA ACUSANDO A SU
AMIGO DE INTENTAR MATARLE.MUCHOS MIEMBROS DE
SU FAMILIA SE ENFADARON CON SU AMIGO
PIERRE.LUEGO LOS DIAS SIGUIENTES DEL ASUNTO.LA
MADRE DE JACQUES SU FUE A CONSULTAR UN VIDENTE

PARA VER SI LO PODÍA AYUDAR .DESPUÉS DE
CONSULTAR EL VIDENTE SU MADRE LO LLAMO DESDE SU
PAÍS PARA DECIRLE LO QUE DIJO EL VIDENTE Y LO QUE
TENÍA QUE HACER PARA PROTEGERSE DE SU AMIGO
BRUJO PIERRE.DESPUES DE ESA CHARLA CON SU MADRE
EMPEZÓ A HABLAR CON LA GENTE DEL PUEBLO AQUEL
VIVIAN,ACUSANDO SU AMIGO PIERRE DE QUERER
MATARLE EN LA BRUJERIA.SU AMIGO EMPEZÓ TAMBIÉN
A DEFENDERSE DE LAS ACUSACIONES DICIENDO QUE ERA
MENTIRA Y QUE NO TENÍA MALAS INTENCIONES HACIA
JACQUES SU AMIGO.ESE SUEÑO FUE EL COMIENZO DE LA
EZOFREMIA QUE PADECE.POCO A POCO SEGUÍA
CRECIENDO.NI EL NI NINGÚN AMIGO SUYO SE DIO
CUENTA DE QUE ESAS ACUSACIONES QUE IBA DICIENDO
CONTRA SU AMIGO ERA EL PRINCIPIO DE LA
ENFERMEDAD.QUANDO SE TERMINÓ SU CONTRATO
QUE TENÍA A ESE PUEBLO,SU JEFE NO LES RENOVÓ EL
CONTRATO A LOS DOS.AL FINAL SE SEPARARON .SU
AMIGO ALQUILO UNA HABITACIÓN EN EL PUEBLO Y EL
SE FUE A MADRID.PARECE QUE TENÍA AMIGOS AHÍ,PERO
QUANDO LLEGÓ A LA ESTACIÓN DE MÉNDEZ ÁLVARO NO
ENCONTRÓ A SU AMIGO.NO TENÍA NINGÚN SITIO
DONDE VIVIR.PREGUNTANDO A PARTIR DE MÉNDEZ
ÁLVARO,UNOS AFRICANOS LO ACONSEJARON DE IR AL
CENTRO DE MADRID(SOL,TIRSO DE MOLINA,ANTO
MARTÍN LA LATINA).QUE AHÍ HABÍA MUCHOS
AFRICANOS,SOBRETODO DE SU PAÍS.SU FUE AL CENTRO
Y EFECTIVAMENTE HABÍA MUCHOS PAISANOS SUYOS
AHÍ.COMO HACÍA TARDE SE FUE A DORMIR DE BAJO DEL

PUENTE DE SEGOVIA EN EL DISTRITO DE LA LATINA.DESDE AQUEL DÍA,SE QUEDÓ DORMIENDO EN LA CALLE DURANTE DIEZ AÑOS.POR LA MAÑANA IBA A UNA DOUCHA PUBLICA QUE COSTABA CERO CINQUANTA CENTAVO DE EUROS..LUEGO A LA HORA DE LA COMIDA IBA A UNA IGLESIA QUE TENÍA UN COMEDOR PARA GENTE SIN HOGAR. ANTES DE ENTRAR TENÍA QUE IR A RECOGER UN TICKET AL COMEDOR SOCIAL PARA PODER ENTRAR A LAS QUATORZE HORAS .POR LA TARDE ERA EL MISMO ESCENARIO.IBA A LA IGLESIA DE PUENTE DE TOLEDO.DESPUES DE UNA COLA LARGA Y INTERMINABLE RECIBÍA UN TICKET DE COMIDA PARA LA CENA EN EL COMEDOR SOCIAL .EL MISMO CAMINO DURANTE MÁS DE DIEZ AÑOS.TODOS LOS MESES IBA AL HOSPITAL PSIQUIÁTRICO PARA RECIBIR SU TRATAMIENTO MENSUEL CONTRA EL EZQUIZOFREMIA.ERA UNA VACUNA SE LLAMABA ABELIFI ANTENA.UNA CURA TODO LOS PRINCIPIOS DEL MES.ESO LO AYUDABA HA HACER UNA VIDA NORMAL.CONOCI UNA CHICA DE SU PUEBLO NATAL AQUÍ EN MADRID.QUANDO ERA MUY ENFERMO,AL PRINCIPIO DE LA ENFERMEDAD MENTAL IBA SUCIO EN LA CALLE.ESA CHICA A VECES LO COMPRABA COMIDA EN SUPERMERCADO Y SE LO DABA.QUANDO ESA CHICA IBA A SU PAÍS DE ORIGEN DE VACACIONES,CONTABA A LA FAMILIA DE JACQUES LO QUE EL PASABA AQUÍ EN EUROPA.SU MADRE SIEMPRE LLORABA POR TODO LO QUE OCURRÍA A SU HIJO DICIENDO QUE ERA BRUJERÍA,QUE HABÍA UNA PERSONA QUE INTENTABA MATAR A SU HIJO CON LA MAGIA

NEGRA.ELLA AVECES IBA A VER A LOS VIDENTES PARA QUE LO DIGAN LO QUE TENÍA QUE HACER.AUN QUE HACÍA TODAS ESAS COSAS LA SITUACIÓN DE JACQUES EN EUROPA NO CAMBIABA AL CONTRARIO IBA DE MAL A PEOR.

YO LO CONOCÍ A UNA REUNIÓN DE UNA IGLESIA.ME LO PRESENTÓ UN AMIGO MÍO.NOS SALUDAMOS Y EMPEZAMOS HA HABLAR.CADA REUNIO QUE ASISTIMOS ,SIEMPRE NOS ENCONTRAMOS PARA CHARLAR.POCO A POCO SE CONVIERTO A MI AMIGO.FUIMOS AMIGOS HASTA EL DÍA DE SU MUERTE.NO ESCONDIO LA EZQUIZOFREMIA QUE PADECÍA.SE LO CONTABA A TODOS QUE QUERIAN SABERLO.

LA PRIMERA PREGUNTA QUE LO HICE FUE ESTA; COMO TE EMPEZÓ LA ENFERMEDAD?ME CONTÓ TODO LO QUE OS CONTÓ AL PRINCIPIO DE ESTE LIBRO.SALIO EN EL AÑO MIL NOVECIENTOS NOVENTA Y SIETE DE SU PAYS PARA LLEGA A EUROPA.ANTES DE LLEGAR EN EUROPA CONOCI A MUCHOS PAISES AFRICANOS.EN TODOS ELLOS SIEMPRE DORMÍA EN LA CALLE COMO VAGABUNDO.PERO EN AQUELLA ÉPOCA NO PADECÍA TODAVIA LA ENFFERMEDAD DE EZOFREMIA.DURANTE DOS AÑOS QUE SALIÓ DE SU PAÍS DECIDO REGRESAR A SU PAÍS POR LA GUERRA CIVIL QUE HABÍA EN EL PAÍS AFRICANO QUE VIVÍA.LLEGO EN SU CUIDAD DE NACIMIENTO EN EL AÑO 1999.UNOS MESES DESPUÉS DE LLEGAR,LA SITUACIÓN FAMILIAR QUE VIVÍA NO LO GUSTO.VOLVIO A SALIR DEL PAÍS Y REGRESAR DE DONDE

VENÍA. ERA A FINAL DEL MISMO AÑO 1999.ALGUNOS MIEMBROS DE SU FAMILIA LO FALTABA EL RESPETO DICIENDO QUE EL ERA UN FRACASADO. SALIR DEL PAÍS Y REGRESAR LAS MANOS VACÍAS. ERA MÁS POBRE QUE ANTES DE SALIR LA PRIMERA VEZ.ESAS PALABRAS LO AFECTARON MUCHO.PIDIO UN PRÉSTAMO DE CINCUENTA MILL FRANCOS A UNO DE SU PRIMO PARA SALIR. QUANDO VOLVIÓ A AQUEL PAIS NO QUERÍA PERDER MUCHO TIEMPO PORQUE SU OBJETIVO ERA LLEGAR A EUROPA. SE FUI AL PUERTO,SUBIÓ A UN BARCO HOLANDÉS Y SE ESCONDIÓ AHÍ DURANTE TRES SEMANAS. ROBABA COMIDA POR LA NOCHE QUANDO TODO EL MUNDO DORMÍA LO PILLARON A LOS TRES SEMANAS Y MEDIO EL BARCO YA ESTABA EN ESPAÑA. SU OBJETIVO ERA LLEGAR A HOLANDA. EL BARCO ESTABA YA EN EL PUERTO DE VIGO.AHI LO HICIERON BAJAR Y EMPEZÓ A BUSCARSE LA VIDA.LO DIERON UN POCO DE DINERO. COMPRO UN BILLETE DE AUTOBÚS PARA MADRID PORQUE TENÍA UNOS AMIGOS AHÍ. LLEGÓ A MADRID Y EMPEZÓ A DORMIR DE BAJO DEL PUENTE DE SEGOVIA EN EL DISTRITO DE LA LATINA HABÍA MUCHOS AFRICANOS QUE VIVÍA AHÍ. ERA EN EL AÑO DOS MIL QUANDO LLEGÓ A MADRID. UN AMIGO SUYO LO LLAMO EN UN PUEBLO DE NAVARRA QUE PODÍA ENCONTRAR UN TRABAJO EN EL *CAMPO.DESPUES DE MUCHOS MESES DORMIENDO DEBAJO DE UN PUENTE Y SIN TRABAJO Y COMIENDO EN LOS COMEDORES SOCIALES ,ERA UNA BUENA NOTICIA*

LOS POCOS EUROS QUE OBTUVO APARCANDO COCHES
TODOS LOS DOMINGOS A LA GRANDE IGLESIA DEL
PUENTE DE SEGOVIA CERCA DEL PALACIO REAL.SE FUE A
MÉNDEZ ÁLVARO Y COMPRO UN BILLETE MADRID
NAVARRA. EL BILLETE COSTABA VENTE Y CINCO EUROS
SÓLO IDA.QUANDO LLEGÓ A NAVARRA AQUELLA TARDE
SU AMIGO,UN CHICO DE GHANA LLEGÓ A LA ESTACIÓN
DE AUTOBUSES A RECOGERLE Y LLEVARLE A SU
CASA.VIVIA EN UNA CASA COMPARTIDA CON UN CHICO
DEL MISMO PAIS QUE JACQUES Y TRABAJABA EN UN
ALMACEN,SE LLAMABA PEDRO O PIERRE EN FRANCÉS.
QUEDÓ AHÍ UNA SEMANA MIENTRAS SU AMIGO
HABLABA CON EL ENCARGADO PARA BUSCARLE UN
EMPLEO EN EL CAMPO.UNA SEMANA MÁS TARDE
EMPEZÓ A TRABAJAR EN EL CAMPO.LUEGO DESPUÉS DE
UN MES EL ENCARGADO LES BUSCO UNA CASA EN EL
PUEBLO. SÓLO LOS DOS.SU AMIGO DE GHANA SE QUEDO
EN LA ANTIGUA CASA.EL Y SU PAISANOS PIERRE O
PEDRO FUERON A VIVIR A LA NUEVA CASA QUE LES
ENCONTRÓ EL ENCARGADO.SALIAN POR LAS MAÑANAS
A TRABAJAR Y VOLVIAN POR LAS TARDES.

UNA TARDE QUE VOLVÍA DE TRABAJO,QUANDO LLEGÓ
SE FUE A LA DOUCHA,DESPUÉS DE LA DOUCHA SE
TUMBÓ AL SOFÁ MIENTRAS SU AMIGO HACIA LA CENA
PORQUE ERA SU TURNO AQUEL DÍA HACERLA.ERA UN
MIERCOLES POR LA TARDE

TUVO UN SUEÑO DONDE VEÍA A SU AMIGO PIERRE
INTENTANDO MATARLE CON UN CUCHILLO. QUANDO SE

DESPERTÓ NO DIJO NADA.TODAS LAS NOCHES CASI
TENÍA EL MISMO SUEÑO.EMPEZO TAMBIÉN CON LAS
VISIONES.VEIA EN LA CALLE PERSONAS QUE LO PARECIA
CONOCIDOS DE SU PAYS AUNQUE TENIENDO LA PIEL
BLANCA.UNA SEMANA DESPUÉS DE SOÑAR A SU AMIGO
INTENTANDO MATARLE CON UN CUCHILLO Y DE TENER
VISIONES,EMPEZÓ A OÍR VOCES.PERECIA QUE LA GENTE
LO HABLABA DENTRO DE LA CABEZA.UN MES DESPUÉS
DE SUFRIR ESCUCHANDO VOCES TENIENDO VISIONES Y
SUEÑOS RARAS DECIDIO LLAMAR A SU MADRE EN SU
PAYS PARA CONTARLA TODO LO QUE LO OCURRÍA. SU
MADRE SE FUE INMEDIATAMENTE HA HABLAR CON EL
VIDENDE.SE LO CONTÓ TODO LO QUE PASABA A SU HIJO
EN EUROPA EL VIDENTE QUE ERA TAMBIÉN CURANDERO
LO CONFIRMO QUE EXACTAMENTE HABÍA PERSONAS
QUE QUERÍAN MATAR A SU HIJO CON LA BRUJERÍA.PERO
NO HABLÓ DE NINGÚN NOMBRE.DESPUES DE HABLAR
CON EL VIDENTE ELLA LLAMO A SU HIJO EN EUROPA
PARA CONTARLE LO OCURRIDO..QUANDO JACQUES
VOLVIÓ A CASA AQUELLA NOCHE EMPEZÓ A ACUSAR A
PIERRE DE BRUJO, DICIENDOLE PORQUE LO QUERÍA
MATAR.

EL DÍA SIGUIENTE SE LO CONTÓ A SUS COMPAÑEROS DE
TRABAJO ACUSANDO A SU AMIGO PIERRE DE INTENTAR
MATARLE.LA MAYORÍA DE SUS COMPAÑEROS DE
TRABAJO ERAN DE SENEGAL,SABÍA LO QUE SIGNIFICABA
BRUJERIA Y TODAS ESAS COSAS AFRICANAS.ESOS
CHICOS DESPUÉS DE ESCUCHAR ESO SE ENFADARON

CON PIERRE DICIENDO QUE LO QUE ESTABA HACIENDO CON SU AMIGO NO ESTABA BIEN.EL POBRE CHICO SE DEFENDIÓ COMO PODÍA,PERO NADIE LO CREÍA. A PARTIR DE AQUEL DÍA QUANDO LLEGABAN POR LAS TARDES A CASA CASI NO SE HABLABAN.UNOS MESES DESPUÉS SE TERMINÓ EL TRABAJO DEL CAMPO.SU ENCARGADO LES DIJO QUE TENÍA QUE BUSCAR OTRO SITIO PARA VIVIR PORQUE EL QUERÍA VENDER LA CASA DONDE VIVÍA JACQUES Y SU AMIGO PIERRE.AL FINAL SALIERON DE ESTA CASA ,SE SEPARARON.SU AMIGO PIERRE SE FUE A VIVIR SOLO Y EL SE FUE A ALQUILAR UNA HABITACIÓN CON LOS SENEGALESES.COMO ERA UN PUEBLO PEQUEÑO,NO HABÍA MUCHAS OFERTAS DE TRABAJO,DOS SEMANAS DESPUÉS SE FUE A MADRID.QUANDO LLEGÓ COMO LA PRIMERA VEZ SE FUE A VIVIR DEBAJO DEL PUENTE DE SEGOVIA. ERA EL PRINCIPIO DE SU LARGA Y TERIBLE ENFERMEDAD LA "EZQUIZOFREMIA ".

LLEGANDO A MADRID YA ESTABA ENFERMO DE ESQUIZOFRENIA. ESCUCHABA VOCES TENÍA VISIONES,VEA COSAS Y CARAS QUE NO EXISTÍA. EL NO SABÍA QUE ERA ENFERMO HASTA QUE LLEGÓ EL GRAND DÍA. EL DÍA QUE LO LLEVARON POR VEZ PRIMERA A L'HOSPITAL UNIVERSITARIA DE MADRID.PERO QUE PASÓ AQUEL DÍA?

SEGÚN EL INFORME DEL HOSPITAL,LOS MÉDICOS RELATAN ALTERACIONES CONDUCTUALES DEL PACIENTE EN EL DÍA DEL INGRESO.

SUS AMIGOS RELATAN QUE HA IDO A CASA DE UNO DE ELLOS QUE EMPEZÓ A ENTRAR EN TODAS LAS HABITACIONES SIN NINGÚN TIPO DE MOTIVOS.TENIA UNA RISA INMOTIVADAS,INCOHERENTE EN LO QUE DECÍA.DICIENDO COSAS RARAS Y CONFUSAS.ENTRO EN EL BAÑO DE UNO DE ELLOS Y ESTUVO AHÍ TRES HORAS ENCERRADO Y AL PARECER COMIENDO PAPEL HIGIÉNICO. LUEGO SE PUSO DOS CHAQUETAS DICIENDO QUE TENÍA MUCHO FIEVRE.EXPLICAN SUS AMIGOS QUE ESTABA BIEN ESTAS ÚLTIMAS SEMANAS Y QUE ERA LA PRIMERA VEZ QUE IBA A UN HOSPITAL PSIQUIÁTRICO. VIVÍA DEBAJO DEL PUENTE DE SEGOVIA.SE LEVANTABA POR LAS MAÑANAS IBA A DESAYUNAR A UNA IGLESIA. LUEGO VAGABUNDEABA EN TODO EL CENTRO DE MADRID.TENIA MUCHAS ROPAS SUCIAS ENCIMA.NO SE DUCHABA.LUEGO QUANDO LLEGÓ LAS DOS DE LA TARDE IBA A COMER AL COMEDOR SOCIAL DESPUÉS IBA A PARQUE.PARA CENAR VOLVI A A LA PLAZA DE TIRSO DE MOLINA PARA COGER UN BOCADILLO QUE DABA AHÍ A LOS SIN TECHOS.DESPUES DE UNOS MESES AL HOSPITAL PSIQUIÁTRICO LO DIERON LA ALTA.VOLVIO LOS DE SIEMPRE LA RUTINA DIARIA. PERO FUMABA BEBÍA ALCOHOL Y SOBRETODO NO TOMABA LAS PASTILLAS. UNOS MESES DESPUÉS HIZO UNA RECAÍDA .UNA VEZ SE FUE A VISITAR A UN AMIGO SUYO QUE VIVÍA EN EL CENTRO. VIVIA A UN EDIFICIO DE SIETE PLANTAS.SUBIO A LA CUARTA Y QUERÍA TIRARSE ABAJO DICIENDO QUE TENÍA PODERES.QUE ERA COMO SUPERMANY QUE NO VA HA MORIR. LLAMARON A LOS BOMBEROS Y A LA

POLICÍA. LO SALIERON DE AHÍ Y LO LLAVARON AL HOSPITAL PSIQUIÁTRICO DE MADRID. ESTUVO INGRESADO DURANTE TRES SEMANAS EN LOS CUIDADOS INTENSIVOS. QUANDO SALIÓ ESTUVO BIEN DURANTE POR LO MENOS UNA SEMANA.LUEGO EMPEZO A BEBER WHISKY,CERVEZA,ALCOHOL EN GENERAL. FUMABA TAMBIÉN CIGAROS.UN DÍA ESTUVO TAN MAL QUE SE CAYÓ DENTRO DE UN ALCANTARILLADO,SE LO SACARON DE AHÍ LOS BOMBEROS.QUANDO LO SACARON DE AHÍ EMPEZÓ HA HABLAR COSAS NO ENTENDIBLES.NO RECONOCIÓ NI SU NOMBRE NI QUIEN ERA. ENTONCES LO LLEVARON OTRA VEZ AL HOSPITAL. ESTUVO INGRESADO DURANTE UN MES.QUANDO SALIÓ DEL HOSPITAL VOLVIÓ A DORMIR DE BAJO DEL PUENTE.SIGUIO CON SU VIDA. POR LA MAÑANA IBA A DESAYUNAR A UN CENTRO DE ALBERGUE. A LAS DOS IBA A COMER AL COMEDOR SOCIAL. DURANTE UN TIEMPO QUERÍA TRABAJO PERO NO LO ENCONTRABA.CON EL AYUDA DE SU TRABAJADORA SOCIAL EMPEZÓ HA HACER EL ARAIGO SOCIAL PARA PODER TENER UNA RESIDENCIA CON PERMISO PARA TRABAJAR. LO CONSIGUIÓ UNA AÑO DESPUES.EMPEZO HA HACER UN CURSO DE SOLDADOR PROFESIONAL DESPUÉS DE ESE CURSO ENTENTO ENCONTRAR UN TRABAJO ,DESAFORTUNADAMENTE NO LO ENCONTRABA. ERA EN EL AÑO 2005.DECIDIÓ SALIR DE ESPAÑA E IR A OTRO PAÍS A BUSCAR TRABAJO. SE FUE A MÉNDEZ ÁLVARO Y COMPRO UN BILLETE DE AUTOBÚS PARA LUXEMBURGO. LLEGANDO AHÍ HABÍA

MUCHOS TRABAJOS PERO NO PODÍA TRABAJAR PORQUE LA RESIDENCIA ESPAÑOLA NO PODÍA TRABAJAR EN LUXEMBURGO. LUEGO SE FUE A ALEMANIA A BUSCAR TRABAJO. LA CIUIDAD ERA HAMBURGO. SE FUE A UN ALBERGUE A DORMIR.NO ENCONTRÓ EL TRABAJO POR LA ENFERMEDAD MENTAL QUE PADECÍA UN DÍA EN ALEMANIA EMPEZÓ A BEBER WHISKY Y SANDRIA.EL ALCOOL LO SUBIÓ EN LA CABEZA Y EMPEZÓ A MOLESTAR A SUS COMPAÑEROS DE HABITACION.EMPEZO A CANTAR.LLAMARON A LA POLICÍA .QUANDO LLEGÓ LA POLICÍA LO LLEVARON AL HOSPITAL .ESTUVO UNA SEMANA INGRESADO EN ALEMANIA.QUANDO SALIÓ INTENTO BUSCAR TRABAJO DURANTE UN PART DE SEMANAS SIN ENCONTRAR UNO PORQUE EN ALEMANIA PEDÍA UN PERMISO DE TRABAJO. SÓLO TENÍA LA RESIDENCIA ESPAÑOLA. NO PODÍA TRABAJAR. UNOS AMIGOS LO ACONSEJARON DE VOLVER Y ESPERAR TENER LA NACIONALIDAD ESPAÑOLA. COMO YA NO TENÍA DINERO SUS AMIGOS LO PAGARON EL PASAJE.LLEGO A MÉNDEZ ÁLVARO AQUELLA MAÑANA. OTRA VEZ SE FUE A VIVIR DEBAJO DEL PUENTE DE SEGOVIA EN EL DISTRITO DE LA LATINA .NUEVAMENTE EMPEZÓ CON LA MISMA RUTINA DE SIEMPRE PERO CON LA ENFERMEDAD EVOLUCINANDO.YA NO SE DUCHABA CON REGULARIDAD. EMPEZÓ OTRA VEZ A BEBER WHISKY,A FUMAR PORROS.RECALÓ OTRA VEZ,ESTUVO INGRESADO UNAS SEMANAS EN EL HOSPITAL. DURANTE TODA SU VIDA DE ENFERMO MENTAL TUVO QUINCE RECAÍDAS.

ANTES DE MORIR ME CONTÓ LA HISTORIA DE UN CHICO DE CONGO(EL PAÍS Y EL NOMBRE HAN SIDOS CAMBIADOS) CON SU FAMILIA.

CAPÍTULO 4

ANTOINE Y SU FAMÍLIA.

EL CHICO QUE LLAMAREMOS **ANTOINE** ESTABA CASADO CON UNA CHICA DEL MISMO PAÍS QUE EL.VENIAN DE UNA MISMA CUIDAD EN ÁFRICA Y TENÍAN LA MISMA RELIGION CRISTIANA .

QUANDO SE CASARON LA CHICA NO TENÍA PAPELES.**ANTOINE** HIZO TODOS LOS ESFUERZOS PARA DAR PAPELES A SU ESPOSA.LO CONSIGUIO DESPUÉS DE DOS INTENTOS FALLIDOS Y DE TRES AÑOS DE ESFUERZOS.DOS AÑOS DESPUÉS DE ESTAR CASADOS LA MUJER SE QUEDÓ EMBARAZADA PERO QUATRO MESES DESPUÉS ELLA TUVO UN AVORTO.ELLA NO TRABAJABA PORQUE NO TENÍA PAPELES.ANTOINE SE OCUPABA DE

ELLA Y DE TODOS LOS GASTOS.QUATRO AÑOS DESPUÉS TUVIERON POR FIN SU PRIMER HIJO.ERA UN VARON MUY GUAPO Y ALTO.6MESES DESPUÉS DEL NACIMIENTO DEL NIÑO ELLA TUVO POR FIN SUS PAPELES.QUANDO EL NIÑO TUVO NUEVE MESES ANTOINE PIDIO UN CRÉDITO A SU JEFE PARA COMPRAR TRES BILLETES DE AVIÓN PARA VIAJAR A SU PAÍS.EL LLEVABA UN AÑO SIN IR A SU PAÍS.ELLA LLEVABA NUEVE AÑOS SIN IR.

LOS DOS SE CONOCIERON A UNA IGLESIA QUE FRECUENTABA JUNTOS.ERA UN DOMINGO.UN AÑO DE NOVIAZGO Y DOS AÑOS DESPUÉS DE CONOCERSE SE CASARON EN LA EMBAJADA DE SU PAÍS. EL DÍA DE LA BODA LLEGÓ EL HERMANO DE ANTOINE QUE VIVÍA AQUÍ EN ESPAÑA CON SU FAMILIA.EN TOTAL ASISTIERON SETENTA Y CINCO PERSONAS.COSTO UN PASTON.SE ENDEUDÓ PARA LLEVAR SU MUJER Y SU HIJO A SU PAÍS A VER A SUS FAMILIARES. SE QUEDÓ TRES SEMANAS EN SU PAÍS Y DEJÓ A SU MUJER Y SU HIJO DURANTE UN MES Y MEDIO.NO LLEGADO AL FINAL DEL MES PORQUE TRABAJABA SÓLO. TENÍA QUE PAGAR TODOS LOS GASTOS DE LA CASA.LA COMIDA LA ROPA Y LOS CREDITOS.A VECES ANTOINE ROBABA EL METRO PARA IR AL TRABAJO. NO PODÍA NI COMPRAR EL ABONO DE TRANSPORTE QUE COSTABA 50€.SÓLO COMPRABA EL DE DIEZ VIAJES.QUANDO ENCONTRABA UNA ENTRADA DE METRO SIN GUARDIA SALTABA PARA AHORAR SU BILLETE DE DIEZ VIAJES.DURANTE LAS TRES SEMANAS QUE SU MUJER Y SU HIJO ESTUVIERON FUERA,LES

MANDABA DINERO PARA VIVIR BIEN AHÍ. DESPUÉS DE LOS MESES DE VACACIONES VOLVIERON A CASA.SOLO TENIA LO SUFICIENTE PARA VIVIR.CON UN NIÑO PEQUEÑO EN LOS BRAZOS NO LLEGABAN NI EN LA MITAD DEL MES .COMO ANTOINE TRABAJABA EN UNA EMPRESA BUENA Y TENIA UN CONTRATO

SE FUE A HABLAR CON SU JEFE CONTANDO LO TODAS LAS DIFICULTADES QUE ESTABA ATRAVERSANDO EN CASA.AU JEFE LO DIJO DE TRAJER EL CURRÍCULUM DE SU MUJER Y LO DIO CITA PARA UN ENTREVISTA.DOS SEMANAS MÁS TARDE SU MUJER EMPEZÓ A TRABAJAR EN LA MISMA EMPRESA QUE EL.EN ESA ÉPOCA SÓLO TENÍA UN HIJO.EL CHICO LLAMO A SUS AMIGOS PIDIENDOLES UNA AYUDA PARA UNA SEMANA PARA CUIDAR DE SU HIJO QUE TENÍA SÓLO UN AÑO Y DOS MESES.LOS DOS TRABAJABAN EN LA MISMA EMPRESA. DESPUÉS DE UNA SEMANA ENCONTRÓ UN AMIGO SUYO QUE BUSCABA TRABAJO. LO CONTRATO PARA CUIDAR DE SU HIJO LO PAGABA TODOS LOS MESES EL CHICO VENÍA A LAS OCHO DE LA MAÑANA E IBA A LAS DIEZ Y OCHO DE LA TARDE.DESAYUNABA AHÍ Y COMIABA AHÍ TAMBIÉN. QUANDO ANTOINE TERMINABA PRONTO IBA A AYUDAR A SU MUJER PARA QUE LLEGAN PRONTO EN CASA.VIVIAN BIEN CON DOS SUELDOS.AYUDABAN TAMBIÉN A SU FAMILIA DOS AÑOS DESPUÉS EL NIÑO YA IBA A LA GUARDERÍA. ELLA LO DEJABA POR LAS MAÑANAS Y EL POR LAS TARDES. UN DÍA QUE SALÍA DEL METRO ELLA SE CAYÓ EN LAS ESCALERAS POR MAREO

SEGÚN EL SAMUR. EL DÍA SIGUIENTE SE FUE A LA FARMACIA Y COMPRO EL TEST DE EMBARAZO.SE FUERON LOS DOS A BAÑO.SALIO POSITIVO EL TEST.LLEVABA DOS MESES EMBARAZADA CAMBIARON TOTALMENTE LOS PLANES DE TODA LA FAMILIA. NO ESPERABA A ESE BEBÉ. DE TODAS FORMAS ERAN CONTENTOS.SIGUIO TRABAJADO .PERO A LOS OCHOS MESES SE FUE A LA MUTUA Y LA DIERON LA BAJA HASTA QUE DIO LA LUZ.LUEGO TENÍA LOS QUATRO MESES DE PERMISO DE MATERNIDAD. A ANTOINE LO DIERON EN EL TRABAJO SUS DOS SEMANAS DE BAJA POR MATERNIDAD QUANDO ESTABA EMBARAZADA PUSIERON UNA DEMANDA DE PLAZA EN LA GUARDERÍA. QUANDO TERMINARON LOS PERMISOS PARA LOS DOS,POR LAS MAÑANAS IBAN A DEJAR A LOS DOS NIÑOS EN LA GUARDERÍA A LAS OCHOS E IBA A RECOJERLES A LAS QUATRO MENOS QUATRO LES LLEBABA AL TRABAJO PARA DESCARGAR LAS MAQUINAS Y LUEGO LLEGABA A CASA.QUANDO LLEGABA LA MAMÁ DABA DE MAMAR A LA NIÑA.PREPARABA LA CENA Y LA COMIDA DEL DÍA SIGUIENTE. ASÍ IBA EL DÍA A DÍA DE UNA PEQUEÑA FAMILIA DE QUATRO MIEMBRO.LOS DOMINGOS RECIBIEN A MUCHOS AMIGOS DE SU PAYS.HACIAN LA COMIDA .PONIENDO LA MUSICA DE SU PAYS BAILLABAN.ERAN UNO DE LOS MEJORES MOMENTOS DE LA VIDA DE ESA FAMILIA.

JACQUES SIGUIÓ CONTANDOLE LA HISTORIA DE ESA FAMILIA QUE CONOCIO MUY BIEN.

UN AÑO MÁS TARDE QUE NACIÓ LA NIÑA,LLEGÓ DE ÁFRICA LA HERMANA DE ANTOINE.AQUEL NOCHE ANTOINE SE FUE AL AEROPUERTO A RECOGER A SU HERMANA MAJOR.QUANDO LLEGÓ A CASA EMPEZÓ A AYUDARLES A CUIDAR A LOS NIÑOS. LA FAMILIA AHORA TENÍA CINCO MIEMBROS.IBAN LOS SÁBADOS A PASEAR EN EL CENTRO COMERCIAL. LOS DOS TRABAJABAN Y TENÍAN DINERO.LUEGO LES TOCABAN EL SORTEO PARA UNA CASA DEL EMPRESA MUNICIPAL DE LA VIVIENDA Y SUELO.ERA UN BUEN BARRIO CERCA DEL TRABAJO.ERA UNA CASA MUY GRANDE CON TRES HABITACIONES Y DOS BAÑOS UNA PLAZA DE GARAJE. ERA UNA PRIMERA PLANTA CON ASCENSOR. EL SALÓN TENÍA MÁS DE QUARENTA METROS CUADRADOS. EL EDIFICIO ERA DE CONSTRUCCIÓN NUEVA.ERA UN BARRIO NUEVO.PAGARON LA FIANZA.TENIAN SEIS MESES PARA MUDARSE.FIRMARON EL CONTRATO DE LA CASA .MIENTRAS TANTO AVISARON A LA DUEÑA DE LA CASA DONDE ESTABAN VIVIENDO QUE TENÍAN LA INTENCIÓN DE DEJARLA.LA DUEÑA SE PORTÓ MUY MAL CON ELLOS .SE QUEDÓ CON SU FIANZA Y TUVO QUE PAGARLA OCHOCIENTOS EUROS PARA LA DETECCIÓN DE LA CASA.ERAN DE LA MISMA IGLESIA.LA MUJER ERA MUY MALA NO LA AGUANTABA NI SU MARIDO NI SU HIJO.AHORRA QUE ESTOY ESCRIBIENDO ESAS LIÑAS SU HIJO LA DENUNCIÓ Y TUVO QUE IRSE DE CASA.PERO SIGUEMOS CON LA HISTORIA QUE ME CONTÓ JACQUES.LA DE ANTOINE Y SU FAMILIA. DESPUÉS DE LA LLEGADA DE SU HERMANA FUERON AHORA CINCO

MIEMBROS EN CASA.QUANDO LLEGÓ EL MES DE MUDANZA.LOS DOS NIÑOS ESTABAN A PUNTO DE IRSE DE VACACIONES DE FIN DE CURSO.ERA EL MES DE JUNIO,LA PRIMERA SEMANA.ANTOINE TRABAJABA EN UNA EMPRESA GRANDE DESDE DOS MIL QUATRO.LLEBABA QUATORZE AÑOS EN ESA EMPRESA.PIDIO UNOS DÍAS DE VACACIONES PARA MUDARSE.PIDIO AYUDA A SUS HERMANOS DE LA MISMA IGLESIA PERO NADIE LO AYUDÓ. PERO TENÍA MUY BUENOS COMPAÑEROS DE TRABAJO QUE VINIERON A AYUDARLE.ERA CUBANO.SU NOMBRE ERA ALFONSE.MUY BUEN CHICO.DEJO LA EMPRESA UN AÑO DESPUÉS Y SE FUE A VIVIR EN ESTADOS UNIDOS DE AMERICA.TENIA SU HERMANO MAYOR EN MIAMI.BUENO VOLVEMOS A LA MUDANZA DE ANTOINE Y SU FAMÍLIA. VENIERON CON DOS COCHES.UNA SEAT Y UNA FURGONETA. LA DISTANCIA ENTRE LAS DOS CASAS ERA DE QUARENTA MINUTOS CON EL COCHE.LA MUJER DE ANTOINE PREPARÓ UNOS BOCADILLOS Y BEBIDAS.TARDARON ENTRE LOS TRES CASI TRES HORAS SUBIENDO Y BAJANDO COSAS.LA COSAS PESADAS FUERON EN LA FURGONETA Y LAS LIGERAS EN EL COCHE NORMAL.CAMAS SOFAS MESAS SILLAS FUERON EN LA FURGO.EN ESA ÉPOCA ANTOINE NO TENÍA COCHE NI CARNET DE CONDUCIR.SU AMIGO CUBANO LO ENSEÑABA TODOS LOS FINES DE SEMANA A CONDUCIR PORQUE ANTOINE TENÍA LA TEORÍA Y LO QUEDABA LA PRÁCTICA. SU AMIGO CUBANO LLEGÓ UNA SEMANA

DESPUÉS LLEVAR EL RESTO DE LAS COSAS COLCHONES MANTAS ROPAS PLATOS ETC...

MIENTRAS TANTO EN LA NUEVA CASA DIO DE ALTA LA LUZ Y EL AGUA.YA SE FUERON A VIVIR EN LA NUEVA CASA .TUVO UNA CITA CON LA DUEÑA ESTUVIERON EN ESA CASA CASI MÁS DE TRECE AÑOS.LLEGO AHÍ SOLTERO.SE CASÓ AHÍ Y TUVO SUS DOS NIÑOS AHÍ.AREGLABA Y CUIDABA LA CASA COMO SI FUERA LA SUYA.LA PINTABA UNA VEZ AL AÑO.LA DUEÑA ERA UNA AMARGADA QUE NO TENÍA AMIGA.NO LA AGUANTABA NADIE.Y DECÍA QUE ERA UNA CREYENTE.EN LA NUEVA CASA SE REPARTIERON LAS HABITACIONES.ANTOINE Y SU MUJER SE QUEDARON CON LA HABITACION GRANDE QUE TENÍA UNA DUCHA INCORPORADO .ERA YA EL MES DE JUNIO LOS NIÑOS YA ESTABAN DE VACACIONES. LOS DOS IBAN A TRABAJAR SU HERMANA SE QUEDABA CON LOS DOS NIÑOS CUIDANDOLES.TODOS LOS MESES LA DABA CINQUENTA EUROS A SU HERMANA PARA CARGAR SU TELEFONO.PORQUE TENÍA DE TODO EN CASA.COMIDA BEBIDA ETC...

ADEMÁS LA MUJER DE ANTOINE LA COMPRABA ROPAS CADA MES.TODA LA FAMILIA ERA FELIZ.TODO IBA BIEN.JACQUES DICE QUE SU AMIGO ANTOINE ERA BUEN CHICO.LLEBABA TRECE AÑOS EN SU TRABAJO. EN LA IGLESIA QUE FRECUENTABA TENÍA RESPONSABILIDAD Y ERA RESPECTADO POR TODOS.EN SU FAMILIA EN CAMERÚN TAMBIÉN. AYUDÓ A SU HERMANO MAJOR A LLEGAR EN EUROPA.

SU MUJER TENÍA UN HERMANO MENOR EN ÁFRICA QUE QUERÍA LLEGAR A EUROPA.DESPUES DE TENER BACHILLERATO. PARA PEDIR EL VISADO PRIMERO TENÍA QUE HACER UN CURSO DE ESPAÑOL DURANTE AL MENOS SEIS MESES.TENIA QUE MANDAR LAS NÓMINAS EL CONTRATO DE ALQUILER EL DE TRABAJO ETC....ANTOINE MANDO EL DINERO PARA QUE SU CUÑADO HAGAS LOS CURSOS LAS VACUNACIONES ETC...ERA MUCHO DINERO.PERO NO DE COLPE ERA MES A MES.ERAN MUCHAS COSAS PARA PEDIR UN VISADO DE ESTUDIANTES. CADA MES MANDABA DINERO PARA EL CURSO Y OTRAS COSAS.DESPUES DE SEIS MESES.DENEGARON EL VISADO LA PRIMERA VEZ. AL QUARTO INTENTO POR FIN CONSIGO EL VISADO.MIENSTRAS TANTO ANTES DE DAR EL VISADO A SU CUÑADO,DOS MESES DESPUÉS DE HABERSE MUDADO A LA NUEVA CASA DESPIDIERON A SU MUJER DE TRABAJO.TODOS ESTABAN MUY TRISTE.PERO ELLA TENÍA DOS AÑO DE PARO.GANABA MENOS QUE TRABAJANDO PERO GANABA ALGO Y AHORA TENÍA TIEMPO PARA CUIDAR DE SU FAMILIA PRECISAMENTE DE SUS DOS NIÑOS .MIENTRAS TANTO A LOS QUATRO MESES DE ESTAR AL PARO,ANTOINE TENÍA UN HERMANO MAYOR AQUÍ EN ESPAÑA. DESDE QUE LLEGÓ SU HERMANA QUE TENÍA EN COMÚN NO SE HABÍAN VISTO TODAVÍA. DECIDIÓ VENIR A RECOGERLA PARA QUE CONOZCA SU CASA.LLEGO UN DOMINGO A MADRID CON EL TREN Y SE FUERON JUNTOS A LA CUIDAD DONDE VIVÍA AQUEL HERMANO SUYO.ELLA IBA POR UNA

SEMANA Y LUEGO TENÍA LA INTENCIÓN DE VOLVER.SE QUEDARON LOS QUATRO. LA MUJER DE ANTOINE EMPEZÓ UN CURSO DE CAMARERA.IBA TODAS LAS TARDES.QUANDO ANTOINE LLEGABA A CASA SU MIJER SALÍA PARA IR AL CLASE.TODO IBA BIEN NO HABÍA NINGÚN PROBLEMA NI DISCUSIONES ENTRE LOS DOS.AL FINAL DE AGOSTO LLEGÓ SU CUÑADO DE SU PAÍS AFRICANO.VOLVIENDO A TRAS DE LA HISTORIA,JACQUES ME CONTÓ QUE UNA SEMANA DESPUÉS DE IR SU HERMANA,ANTOINE APROBÓ EL CARNET DE CONDUCIR. COMO NO TENÍA YA DINERO SU HERMANA NO VOLVIÓ PORQUE EL PROMETÍ MANDARLA EL PASAJE PARA VOLVER A SU CASA Y NO LO HIZO.TODOS LOS MESES DECIR HACERLO EL MES SIGUIENTE.PASARON UNOS MESES Y SU MUJER Y EL COMPRARON UN COCHE DE TERCERA MANO.ERA UN COCHE DE DIEZ Y SIETE AÑOS.LO VENDIA UNA AMIGA LEJANA DE LA IGLESIA QUE FRECUENTABA. EL COCHE ANDABA BIEN.ANTOINE LO NECESITABA PORQUE TENIENDO DOS NIÑOS MUY PEQUEÑOS LLEVARLES A COLE O DE PASEO ERA TREMENDAMENTE DIFÍCIL ENTONCES EL COCHE LES VENÍA FENOMENAL.ENTONCES QUANDO LLEGÓ SU CUÑADO SE FUE A RECOGERLE CON EL COCHE Y LO LLEVÓ A CASA.TODO EL MUNDO ERA CONTENTO.OCUPO LA HABITACIÓN DONDE DORMÍA LA HERMANA DE ANTOINE.SU LLEGADA ERA UN GRAN RESPIRO PAR TODOS PORQUE HASTA TRES VECES LO DENEGARON EL VISADO DESPUÉS DE GASTAR MÁS DE QUINIENTOS EUROS DE GASTOS. POR FIN ESTABA EN NUESTRA

CASA.EL CUÑADO DE ANTOINE ESTABA IMPRESIONADO POR LA CASA E LA HABITACIÓN DONDE DORMÍA. ESO NO TENÍA NADA QUE VER CON LA HABITACIÓN QUE TENÍA EN ÁFRICA. EL SALÓN ERA TAN GRANDE Y TENÍAN DOS SOFÁS GRANDE E UNA MESA DE OCHO PLAZAS. HABÍA UNA TELEVISIÓN PEQUEÑA DE VEINTE Y CINCO PULGADAS EN LA HABITACIÓN DE ANTOINE Y SU MUJER. EN LA HABITACIÓN DE LOS NIÑOS HABÍA TAMBIÉN UNA TELEVISIÓN DE VEINTE Y CINCO PULGADAS. EN EL SALÓN HABIA UNA GRANDE DE MÁS DE TREINTA Y DOS PULGADAS .JACQUES ME EXPLICO QUE ES LA MUJER DE ANTOINE QUE COMPRO ESA TELE PLASMA GRANDE POR EL AGRADECIMIENTO POR ANTOINE DE HABER AYUDARLA A COBRAR SU FINIQUITO.QUE PASÓ LO PREGUNTÓ A JACQUES? EMPEZÓ A CONTARME LA HISTORIA DEL FINIQUITO.

QUANDO LA MUJER DE ANTOINE LA DESPEDIERON LA DIERON UN FINIQUITO QUE NO CORRESPONDÍA A LOS TRES AÑOS QUE LLEVABA TRABAJANDO EN ESA EMPRESA. QUANDO LLAMÓ A ANTOINE AQUELLA TARDE QUE LA ESTABA ECHANDO DEL CURRO ANTOINE LA ACONSEJO DE FIRMAR NO CONFORME EN LA HOJA. ESO PERMITIÓ QUE DESPUÉS SE FUERON A DENUNCIAR A LOS JUZGADOS DE LA COMUNIDAD DE MADRID. LES CITARON PARA LA CONCILIACIÓN. HABLO CON UN AMIGO SUYO PARA REPRESENTARLES COMO SU AVOGADO.ESO FUNCIONÓ PORQUE EL DÍA DE LA CITA LA EMPRESA ACEPTÓ PAGARLA TODO EL DINERO QUE LO

CORRESPONDIA.POR AGRADECER A SU MARIDO SU FUERON A MEDIA MARKT DESPUÉS DE COBRAR EL CHEQUE COMPRAR ESA TELEVISIÓN DE MÁS DE TREINTA Y DOS PULGADAS. AHORA CON LA LLEGADA DE SU CUÑADO LA FAMILIA VOLVIÓ A TENER CINCO MIEMBROS. UN MES ANTES DE LLEGAR EL CUÑADO A CASA,ANTOINE SU MUJER E SUS DOS HIJOS SE FUERON A BARCELONA PARA UNA MANIFESTACIÓN RELIGIOSA.CON UN AMIGO SUYO QUE ERA DEL MISMO PAÍS QUE ANTOINE,VIVÍA EN LAS AFUERAS DE MADRID TENÍA DOS NIÑOS PEQUEÑOS DE LA MISMA EDAD QUE LOS DE ANTOINE.ESTABA CASADO CON UNA EUROPEA.SE ENCONTRARON EN LA CASA DE ESE ANTES DEL VIAJE.TENIAN UN COCHE MUY POTENTE MÁS QUE EL DE ANTOINE.ADEMAS LOS DOS CONDUCÍAN. LA MUJER DE ANTOINE NO TENÍA EL CARNET DE CONDUCIR. ERA UN VIAJE DE MÁS DE SEISCIENTOS KILOMETROS,VIAJANDO CON NIÑOS PEQUEÑOS Y EN VERANO NO ERA TAN FÁCIL. SALIERON PRONTO,ERA LAS SIETE DE LA MAÑANA DE UN MIÉRCOLES. TUVIERON QUE HACER TRES PAUSAS PARA DESCANSAR.LUEGO A CINQUENTA KILÓMETROS LLEGANDO A BARCELONA PINCHÓ UNA RUEDA DEL COCHE DE ANTOINE.ERA UN COCHE MUY VIEJO.TUVO QUE HACER UNA REVISIÓN DOS DÍAS ANTES DE SALIR DEL VIAJE.EL CHICO DE LA CARRETERA LO AYUDO A CAMBIAR LA RUEDA.TENIA UN AMIGO SUYO DE CONGO QUE TENÍA QUE ALOJARLES.ERA UN CHICO QUE ESTABA CASADO CON UNA CATALANA.TENIAN DOS NIÑOS. SALIAN CADA UNO

DE UN DIVORCIO CADA UNO TENÍA UN NIÑO CON LA EX PAREJA.EL CHICO TENÍA UNA NIÑA DE UNOS TRECE AÑOS.DIVORCIO CON SU MUJER POR ENGAÑO. Y TUVO QUE CASARSE DE DOS AÑOS MÁS TARDE CON LA CATALANA QUE TENÍA AHORA.ESA MUJER DIVORCIO TAMBIEN CON SU EX MARIDO QUE SE FUE CON OTRA MUJER.ELLA TENÍA UN NIÑO DE UNOS NUEVE AÑOS.ERA UN MATRIMONIO REFORMADO PERO FELIZ.QUANDO LLEGÓ ANTOINE ESE CHICO LO OFRECIÓ LA CASA QUE TENÍA DE ALQUILER.EN AQUEL MOMENTO ESTABA VACIA.ERA UN PISO DE DOS HABITACIONES UN BAÑO UNA COCINA Y UN SALON CON TELEVISIÓN. TENÍAN QUE ESTAR QUATRO DÍAS EN BARCELONA PRECISAMENTE EN EL MUNICIPIO DE RUBÍ. LA MUJER DE ANTOINE REGALO UN PERFUME DE QUALIDAD A SU HIJA PARA AGRADECERLA DE LA HOSPITALIDAD QUE TUVIERON CON ELLOS.AQUEL MISMA TARDE QUE LLEGARON SE FUERON A HACER LAS COMPRAS A MERCADONA.PARA QUATRO DÍAS. LOS NIÑOS ESTABAN INCANTADOS.TODAS LAS MAÑANAS IBAN AL OFICIO RELIGIOSO QUE TENÍAN. EN EL ÚLTIMO DÍA UN DOMINGO TERMINARON A LAS TRES DE LA TARDE Y FUERON EN LA PLAYA DE LA BARCELONETA.ERA MARAVILLOSOS. DESPUES DE LA PLAYA LOS PADRES DEL CHICO QUE LES RECIBIÓ LES INVITÓ A UNA CENA.LO PASARON MUY BIEN.ERAN LOS ÚLTIMOS BUENOS RECUERDOS DE ANTOINE Y SU FAMÍLIA DESPUÉS DE LOS SIGUIENTES AÑOS.LUEGO EL LUNES ESE CHICO CON SU COCHE ACOMPAÑÓ A ANTOINE A COGER EL AUTOPISTA

PARA MADRID.DESPUES DE UNOS METROS ANTOINE SE METIO EN LA AUTOPISTA DE PEAJE. ERA TRANQUILA CON POCOS COCHES.A LA SILIDA DE ZARAGOSA LO DIJERON DE PAGAR UNA SUMA MUY ALTA QUE NO TENÍA EN SU TARJETA.PAGO CON LO POCO QUE TENÍA. EL RESTO LO TUVIERON QUE MANDAR LA CARTA EN CASA. DOS MESES DESPUÉS. SE FUE AL BANCO Y PAGO EL RESTO DE LA DEUDA.ERAN TREINTA EUROS..QUANDO LLEGARON A MADRID ,SU AMIGO DE CASTILLA LA MANCHA LO INVITÓ A EL Y SU FAMÍLIA A PASAR UNA SEMANA DE VACACIONES A GUADALAJARA. FENOMENAL.JUSTO LA SEMANA QUE QUEDABA PARA QUE ANTOINE EMPIEZA EL TRABAJO.PASARON UNA SEMANA EN GUADALAJARA. DESPUÉS REGRESARON UN DOMINGO POR LA TARDE.EL MARTES LLEGÓ SU CUÑADO EN CASA.TODO ESTABA BIEN HASTA LA LLEGADA DE ESE TIO.LOS PROBLEMAS EN CASA EMPEZARON QUANDO LA SEÑORA DE LA CASA LA MUJER DE ANTOINE EMPEZÓ UN CURSO DE CAMARERA Y AYUDANTE DE COCINA DE LA COMUNIDAD DE MADRID. EL CURSO ESTABA EN EL METRO CARPETANA .ES UNA HISTORIA DE SUFRIMIENTO MUY DURA DE UNA FAMILIA DURANTE TRES AÑOS. JACQUES ME CONTÓ ESA PARTE TENIENDO UNA CARA TRISTE.ERA UN JUEVES ANTOINE SE FUE A TRABAJAR. EL DÍA ANTERIOR EL MIÉRCOLES EL CUÑADO NO DORMÍ EN CASA.DESDE QUE LLEGÓ HACÍA UN MES SE LIÓ DE AMISTAD CON UNA SEÑORA MAYOR QUE EL. TENIA UNOS SESENTA AÑOS.

ERA LA PRIMERA VEZ QUE DORMÍA EN LA CASA DE ESA SEÑORA..

AQUELLA MAÑANA DE JUEVES COMO DE CUSTUMBRES LA MAMÁ SE FUE A CURSO DE AYUDANTE DE COCINA Y CAMARERA.ANTOINE CON SU COCHE SE FUE A DEJAR A LOS DOS NIÑOS A COLE.PRIMERO LA NIÑA EN LA GUARDERÍA Y LUEGO EL CHICO EN EL COLÉ. DOS SEMANA ANTES DEL JUEVES NEGRO,CADA VEZ QUE LLEGABA A CASA LLORABA DICIENDO QUE SUS COMPAÑERAS SE REÍA DE ELLA.DECIA TAMBIÉN QUE SUS PROFESORES SE REÍA DE ELLA DICIENDO QUE ELLA NO SABÍA HABLAR EL CASTELLANO CON LOS MUCHOS AÑOS QUE LLEVABA AQUÍ EN ESPAÑA.SE QUEJABA QUE HABÍA UNA COMPAÑERA SUYA QUE LO HACÍA MUCHAS PREGUNTAS PERSONALES.EMPEZO A PEGAR A LOS NIÑOS.IBA MAL VESTIDA.QUANDO DORMÍA HACIA PESADILLAS LUEGO SE DESPERTABA GRITANDO.EMPEZARON LAS PELEAS EN CASA.NO HABÍA MANERA DE SATISFACERLA.SE QUEJABA DE TODO E DE NADA.ERA EL PRICIPIO DE LA ENFERMEDAD. POR LA NOCHE SE QUEDABA SOLA EN EL SALÓN DELANTE DE UN ORDENADOR HABLANDO CON SUS AMIGOS DE INFANCIA.EMPEZO A ACUSAR A ANTOINE DE MALTRATARLA Y DE INSULTARLA.IBA DE CASA EN CASA .NADIE SABÍA LO QUE ESTABA PASANDO.ALGUNOS DE SUS AMIGOS QUE TENÍAN EN COMÚN LES DIERON BUENOS CONSEJOS PARA MEORAR SU SITUACIÓN FAMILIAL. PERO DE NADA SIRVIÓ. ANTOINE LLAMÓ EN

ÁFRICA PARA HABLAR CON LA MADRE DE SU MUJER .DE NADA SIRVIÓ. ELLA NO IBA ALA IGLESIA.ANTOINE IBA SÓLO CON SUS DOS NIÑOS.ANTOINE LLEGÓ A CASA AQUEL JUEVES NEGRO .COMO DE CUSTUMBRES TENÍA QUE IR A LA IGLESIA AQUELLA TARDE CON SU FAMILIA.SU MUJER SOLÍA RECOGER A LOS NIÑOS POR LA TARDE.Y LOS JUEVES SOLÍAN LLEGAR PRONTO PARA PREPARASE PARA LA REUNIÓN. HASTA LAS DIEZ Y SEIS DE LA TARDE SU MUJER NO HABÍA LLEGADO CON SUS NIÑOS.SE FUE A LA DUCHA.DEPUES SE PUSO LA ROPA DE TRAJE,SÓLO EL PANTALON.MIENTRAS ESTABA EN LA DUCHA ESCUCHO COMO SONIA EL TIMBRE.SABIA QUE SU MUJER Y SU CUÑADO TENÍA LAS LLAVES.ENTONCES PENSÉ QUE SEGURAMENTE ERA UNA PERSONA OTRA.DESPUES DE VESTIR SE FUE A LA COCINA A COMER.DESPUES SE FUE AL BAÑO A LAVAR LOS DIENTES QUANDO TERMINÓ ESCUCHÓ EL RUIDO DE UNA PERSONA QUE ABRÍA LA PUERTA.ERA SU MUJER ACOMPAÑADO CON LOS DOS NIÑOS EN LAS MANOS. LA MUJER LO DIJO "PORQUE ESTOY LLAMANDO Y NO ABRES EL PORTAL?".ANTOINE CONTESTÓ DICIENDO QUE PENSABA QUE ELLA TENÍA LAS LLAVES DEL PORTAL Y DEL PISO.DESPUES DE ESE CAMBIO DE PALABRAS QUE DURÓ UNOS MINUTOS EL NIÑO DIJO A SU PADRE ""PAPA HAY LA POLICIA ABAJO.QUANDO EL NIÑO DIJO ESO,LA MUJER OTRA VEZ ENTRÓ DENNTRO DEL ASCENSOR CON LOS DOS NIÑOS .EL CHICO CERRÓ LA PUERTA Y LES SIGUIÓ POR LAS ESCALERAS VIVÍAN EN UN PRIMER PISO.QUANDO ANTOINE BAJO JUSTO DE LA PUERTA DE

ENTRADA HABÍA QUATROS POLICIAS ARMADOS.ELLA DIJO A LA POLICÍA "AHÍ ESTÁ ".EL AGENTE DE LA POLICÍA LO SALUDÉ Y LO PREGUNTÉ POR SU CARNET DE IDENTIDAD.ANTOINE NO LO TENÍA. DIJO A SU MUJER DE BAJARLO.LA MUJER SUBIÓ CON UN POLICÍA E SE LO BAJE SU MONEDERO.HABIA EL NÚMERO DE IDENTIDAD DE EXTRANJEROS. SE LO ENSEÑO AL AGENTE.ESTE COMPROBÓ SU IDENTIDAD Y LO DIJO QUE LES ACOMPAÑARAS AL COMISARÍA. EL AGENTE LO CONTESTÓ DICIENDO QUE SE LO COMUNICARÁN SUS CARGOS AHÍ AL COMISARÍA. SUBIÓ EN EL COCHE Y LO LLEVARON AL COMISARÍA DEL BARRIO A UNOS TRES KILÓMETROS DE DONDE VIVÍA. QUANDO LLEGÓ AHÍ SE LO LIERON SUS DERECHOS. EL AGENTE LO DIJO:"A PARTIR DE AHORA ESTÁ USTED DETENIDO,ESTA USTED ACUSADO DE MALTRATO CONTRA LA MUJER.TU MUJER ESTABA AQUÍ CON LOS DOS NIÑOS PONER UNA DENUNCIA POR AMENAZAS DE MUERTE.LO DIJO EL AGENTE DE POLICIA.LO QUITARON EL CINTURÓN E LOS SABATOS Y LO METIERON EN EL CALABOZO.ANTES DE ENTRAR EL AGENTE LO DIJO QUE PODÍA CONTRATAR UN ABOGADO O SE LO ASIGNARA UNO DE OFICIO Y QUE TENÍA DERECHO A DOS LLAMADAS TELEFÓNICAS PARA AVISAR A ALGUIEN.PRIMERO LLAMÓ A UN COMPAÑERO DE TRABAJO PARA PODER DECIR AL ENCARGADO DE QUE NO VENDRA A TRABAJAR PORQUE SE ENCONTRABA MAL.ERA UN JUEVES POR LA NOCHE.ERA LAS VEINTE HORAS DE LA NOCHE.LUEGO LLAMÓ A UN AMIGO DE LA IGLESIA QUE FRECUENTABA JUNTOS. SALTO EL

CONTESTADOR PORQUE TENÍAN REUNIÓN AQUELLA TARDE.DEJO EL MENSAJE DICIENDO QUE SU MUJER LO LLAMÓ LA POLICÍA LO LLEVARON AL COMISARÍA DEL BARRIO Y QUE AHORA ESTÁ EN EL CALABOZO .DENTRO DEL CALABOZO ESTABA ATORMENTADO NO SABÍA LO QUE PASABA. NO SE ESPERABA QUE SU MUJER LO DENUNCIARÁ. NO HABÍA HECHO NADA.EN LOS NUEVE AÑOS QUE LLEVABAN JUNTOS ERA LA PRIMERA VEZ QUE DISCUTIERAN GAN FUERTE DESDE QUE LLEGÓ SU CUÑADO EN CASA.ANTES VIVÍA TRANQUILO CON SU FAMILIA SIN PROBLEMAS GRAVES.DESDE EL CALABOZO PENSABA LO QUE HABÍA HECHO. NO MERECIA LO QUE LO PASABA.UNA HORA DESPUÉS LO TRAJERON LA CENA.LO PREGUNTO EL AGENTE LA OPCIÓN DE ELIGIR ENTRE DOS PLATOS.JUDIAS O LENTEJAS.ELIGIO LAS LENTEJAS .DESPUÉS DE CENAR LO PASARON AL OFICINA DEL COMISARIO PARA INTEROGARLE.ERA EN PRESENCIA DEL ABOGADO DEL OFICIO.ERA UNA MUJER MUY AMABLE .EL COMISARIO lo PREGUNTO LO QUE HABÍA PASADO EN CASA.ANTOINE LO DIO SU VERSIÓN QUE ERA LA VERDAD. JACQUES CONTÁNDOME ESA HISRORIA ME LO REPETÍ. CONOCÍA A ESA FAMÍLIA. MIENTRAS HABLABA LA ABOGADA TOMABA NOTAS. DESPUÉS DEL COMISARIO LLEGÓ EL TURNO DE LA ABOGADA.LA HIZO TRES PREGUNTAS SINCILA PREGUNTANDOLE SI TENÍA OTRO FAMILIAR AQUÍ EN MADRID.POR SI ACASO SU MIJER PEDIA EL ORDEN DE ALEJAMIENTO. LA ABOGADA LO ACONSEJO QUE DIJERA TODA LA VERDAD AL JUEZ Y QUE LO LLAMARÁ SEÑORÍA. DESPUÉS DE HABLAR CON

EL COMISARIO Y SU ABOGADA DE OFICIO VOLVIÓ EN EL CALABOZO. LO DESPIERTERON A LAS UNA DE LA MADRUGADA PARA PONER LAS HUELLAS E TOMAR LAS FOTOS.LUEGO VOLVÍ A SU CELDA.A LAS CINCO DE LA MADRUGADA LOS AGENTES LO DESPIERTARON SALIÓ Y LO METIERON EN LA FURGONETA BLINDADA DE LA POLICÍA NATIONAL.CAMINO A LOS JUZGADOS DE LA COMUNIDAD DE MADRID. DENTRO DE LA FURGONETA HABÍA MÁS PRESOS.SOLO PODÍA OIR LAS SIRENAS DE LA FURGONETA. NO PODÍA VER FUERA.ESTABA TODO CUBIERTO. UNA HORA O MENOS DESPUÉS LLEGARON EN LOS CALABOZOS DEL SOTANO DEL JUZGADO DE INSTRUCCIÓN DE LA COMUNIDAD DE MADRID. HABÍA VARIAS CELDAS.LES COLOCARON EN LAS CELDAS POR ORDEN ALFABÉTICO. ERA LAS SIETE QUANDO LLEGARON. A PARTIR DE LAS DIEZ EMPEZABAN A ATENDERLOS. LLAMABA LOS NOMBRES POR MEGAFONÍA. CONTESTABA EN LA CELDA.ABRIAN DOS AGENTES DE LA GUARDIA CIVIL TE SACABAN E PARA LLEVARTE DELANTE DEL JUEZ TE PONIAN LAS ESPOSAS, TE ACOMPAÑABN ESOS DOS AGENTES.NO PODÍA CRUZARTE CON LA ACUSADA.ASI SE PASÓ CON ANTOINE.SU MUJER DEJÓ LOS NIÑOS A CARGO DE SU HERMANO.SALIENDO PARA IR A LA SALA DEL JUEZ CRUZÓ UNO DE SU AMIGO DE LA IGLESIA.ESTABA SENTADO A UN BANCO PARA INVITADOS CON SU MUJER.LOS DOS ESTABAN TRISTE POR VER A ANTOINE CON LAS ESPOSAS.LLEVABA MÁS DE TREZE AÑOS EN ESPAÑA NUNCA HABIA TENIDO PROBLEMAS CON LA

POLICÍA. CRUZANDO ESE MATRIMONIO LOS DIJERON COURAGE ANTOINE TODO VA HA SALIR BIEN.SU ABOGADA LLEGÓ JUSTO ANTES DE ENTRAR EN LA SALA E LO RECORDÓ UNOS DETALLES POR EJEMPLO QUE HABÍA QUE CONTESTAR A LAS PREGUNTAS DEL JUEZ POR "SI SEÑORÍA ".CUANDO ENTRÓ LLEGÓ UN TRADUCTOR PREGUNTÁNDOLE SI NECESITABA UNO.ANTOINE LO CONTESTÓ DICIENDO QUE NO PORQUE ENTENDIA MUY BIEN EL CASTELLANO POR LOS AÑOS QUE LLEVABA VIVIENDO AQUÍ .EL JUEZ LO HIZO DOS PREGUNTAS QUE CONTESTÓ MUY BIEN.EL JUEZ DIJO QUE RECHAZABA TODAS LAS ACUSACIONES DE LA MUJER DE ANTOINE.EL ORDEN DE ALOJAMIENTO E LEVANTÓ LA SECCION.ANTOINE VOLVIÓ EN LA CELDA ACOMPAÑANDO DE LOS DOS AGENTES DE LA GUARDIA CIVIL. UNOS MINUTOS DESPUÉS LLEGÓ SU ABOGADA CON TODOS LOS PAPELES DEL JUEZ Y LO LIBERARON .SU AMIGO ESTABA FUERA ESPERANDOLE EN EL COCHE .DETRAS HABÍA LA MUJER DE ANTOINE E LA MUJER DE ESE AMIGO SUYO DENTRO DEL COCHE ANTOINE EMPEZÓ A LLORAR DICIENDO QUE ERA INOCENTE.TENIAS RESPONSABILIDAD EN LA IGLESIA DESDE AQUEL MOMENTO DIJO A SU AMIGO QUE YA NO PODÍA SEGUIR CON LAS RESPONSABILIDADES. LLEGÓ A CASA LLAMÓ A SU HERMANO QUE VIVÍA A OTRA CIUDAD DE ESPAÑA.SU HERMANO LO MANDO UN BILLETE DE TREN PARA PASAR UNOS DÍAS AHÍ.ANTOINE LLAMO A SU TRABAJO PARA PEDIR UNOS DÍAS DE VACACIONES. SE LOS CONCEDIERON. LLAMO A SU ABOGADA PARA PEDIRLE

CONSEJO E ELLA CONTESTÓ QUE SI PODÍA IRSE. DELANTE DE SU AMIGO COMUNICÓ A SU MUJER QUE IBA UNOS DÍAS A VER A SU HERMANO Y LO DIO CINQUENTA EUROS PARA CUIDAR A LOS NIÑOS.POR LA NOCHE LLAMÓ A SU CUÑADO Y LO EXPLICO LO QUE PASÓ LOS DÍAS ANTERIORES. PARECÍA AFECTADO Y CONTRARIADO Y TRISTE POR LA SITUACIÓN Y DIJO A ANTOINE QUE NO TENÍA NADA QUE VER Y QUE QUANDO SE CONOCIERON EL NO ESTABA QUE NO PODIA VENIR A SU CASA A SEPARALES.DESDE A AQUELLA NOCHE ANTOINE DORMÍA SU HABITACIÓN E SU MUJER CON LOS NIÑOS.SE LEVANTÓ DE MADRUGADA Y SE FUE A LA ESTACIÓN DE TREN.COGIO EL TREN Y SE FUE A LA CASA DE SU HERMANO.ERA TRES HORAS EN TREN DE ALTA VELOCIDAD.LLEGO AHÍ SOBRE LAS DOS DE LA TARDE.QUANDO LLEGÓ A LA CASA DE SU HERMANO ESTABA EN LA COCINA. LA MUJER DE SU HERMANO NO ESTABA. SU CASA ERA GRANDE DE QUATROS HABITACIONES. SU HERMANO LO ENSEÑO SU HABITACIÓN DEJO LA MALETA PEQUEÑA QUE TENÍA. SE FUE A LA COCINA Y EMPEZÓ A CHARLAR CON SU HERMANO.ERA MAJOR QUE EL DE CASI QUINCE AÑOS.MIENSTRAS ESTABA HACIENDO LA COCINA ANTOINE EMPEZÓ A CONTARLE TODO LO QUE OCURRÍA EN SU CASA.DESDE QUE LLEGÓ SU CUÑADO EMPEZÓ LOS PROBLEMAS CON SU MUJER ACUSANDOLE DE MALTRATARLA DE AMENAZARLA DESPUÉS DE NUEVE AÑOS DE MATRIMONIO.SE FUE A LA CARCEL SE DEJARON EN LIBERTAD.DESPUES DE UNAS HORAS

CONTÁNDOLE SU SITUACIÓN SU HERMANO LO HIZO DOS PREGUNTAS. LA PRIMERA ERA: "GOLPEASTE A TU MUJER ALGUNA VEZ? NO" CONTESTÓ ANTOINE .EN LOS NUEVES AÑOS QUE LLEVAMOS CASADOS NUNCA LO HE PEGADO.LA SEGUNDA PREGUNTA ERA LA SIGUIENTE: "ENGAÑÓ TU MUJER ALGUNA VEZ CON OTRA?.JAMÁS LO HE HECHO NI UNA VEZ SOY CRISTIANO TEMO A DIOS Y LA BIBLIA DICE QUE DIOS PROHÍBE LA ADULTERIO CONTESTÓ ANTOINE.ENTONCES SU HERMANO LO DIJO ALGO QUE LO DIO ESCALOFRIOS.SU HERMANO LO DIJO :""MIRA ANTOINE SOY MAJOR QUE TU DE CASI QUINCE AÑOS.TENGO MUCHA EXPERIENCIA EN ESO.LO SIENTO DE DECIRTE ESO PERO TU MUJER TIENE UN AMANTE.YA NO TE QUIERE .ENTONCES HACE DE TODO PARA ELIMINARTE YA NO TE FIA DE ELLA.DESPUES DE LA CONVERSACIÓN COMIERON.TOMO UNA SIESTA MIRANDO LAS NOTÍCIAS EN EL CANAL DE PAGO QUE TENÍA DU HERMANO. A LAS DIEZ Y NUEVE SE FUERON AL BAR A TOMAR UNAS COPAS HASTA LAS DOCE DE LA NOCHE.SE FUERON A UNA DISCOTECA QUE REGENTABA UN AMIGO DE SU HERMANO MAJOR. BAILARON HASTA LAS QUATRO DE LA MADRUGADA. LUEGO SE FUERON A CASA.ANTES DE DORMIR TOMARON UNA SOPA.EL DÍA SIGUIENTE ANTOINE TENÍA UN AMIGO DE LA MISMA RELIGION AHÍ. ESE AMIGO LES CONOCÍAN BIEN PORQUE FUERON A SU BODA COMO INVITADO.SU MUJER LO PRAPARO UN PLATO TIPICO DE SU PAÍS .QUERÍAN MUCHO A ANTOINE. QUANDO LLEGÓ A SU CASA LES COMPRO UNA BOTELLA DE VINO. LES CONTO EL ASUNTO

Y CASI LLORABAN. DESPUÉS DE COMER Y DE HABLAR HASTA LAS TANTAS HORAS SE DESPIDIÓ PARA VOLVER A LA CASA DE SU HERMANO.ACOMPAÑANDOLE CON EL COCHE A LA CASA DE SU HERMANO,SU AMIGO LO DIJO QUE PUEDE QUE TENGA UN PROBLEMA MENTAL. LUEGO LO CONTÓ LOS PROBLEMAS QUE TUVO CON SU MUJER.DIJO QUE UN DÍA DE HACE MUCHOS AÑOS ATRÁS SE FUE A VER A UN PSIQUIATRÍA PORQUE SU MUJER HACIA COSAS RARAS.EMPEZO HA ACUSARLE DE QUERER ENGAÑARLA CON OTRA.LUEGO SALÍA DE CASA CON UN CUCHILLO ESCONDIDO DENTRO DE UN BOLSO.PORQUE ELLA QUERÍA ACUCHILLAR A ESA PRESUNTA AMANTE.LO PASÓ MAL HASTA QUE ELLA ACEPTÉ IR A VER A UN PSIQUIATRÍA. ANTOINE SÓLO ESCUCHABA .LLEGARON A LA CASA DE SU HERMANO E BAJO DEL COCHE DESPUÉS DE DESPEDIRSE.QUANDO LLEGÓ SU HERMANO ESTABA EN CASA EMPEZÓ A BUSCAR EN INTERNET. ENTRÓ EN LA PÁGINA DE SU MUJER Y EMPEZÓ MIRANDO.QUANDO TERMINÉ SE FUE A LA CAMA.EL DÍA SIGUIENTE TENÍA QUE VOLVER A MADRID.SE DESPIDIÓ DE SU HERMANO Y SE FIE A LA ESTACIÓN DE TREN DE ALTA VELOCIDAD .LLEGÓ A MADRID DESPUES DE TRES HORAS.LLEGO A CASA LOS NIÑOS ESTABAN A PARQUE.LES SALUDÉ E SUBIÓ A CASA PARA CAMBIARSE.LIRGO BAJO A UN RESTAURANTE COMER UN KEBAB.SIGUIO DORMIENDO SÓLO E SU MUJER A LA HABITACIÓN DE AL LADO DONDE DORMIABA SU HERMANO.EL ME CONTÓ QUE SU HERMANO YA NO ESTABA EN CASA

SE FUE A VIVIR A UN CENTRO DE ACOGIDA PARA IMIGRANTE.SE TERMINARON LOS DÍAS DE VACACIONES. SÓLO ERA UNA SEMANA.POR LAS NOCHES CANTABA EN LA HABITACIÓN .DORMÍA CON LA BIBLIA DEBAJO DEL COLCHON .HACÍA ORACIONES EN VOZ ALTA SEGÚN ELLA PARA ECHAR A LOS ESPIRITUS MALIGNOS.NO IBA A LAS REUNIONES DE LA RELIGIÓN. ANTOINE HACIA SU COMIDA A PARTE .SU MUJER LA HACÍA PARA ELLA Y SUS DOS NIÑOS.LA TENSIÓN EN CASA ERA MAXIMA.LOS NIÑOS LOS NOTABAN.SOBRE TODO EL MAJOR.UN DÍA QUERÍA DORMIR EN LA HABITACIÓN CON SU PADRE ANTOINE.ESA NOCHE CASI LLEGA LA POLICÍA. LA MAMÁ NO QUERÍA QUE EL NIÑO DUERME CON SU PADRE.EMPEZARON LAS DISCUSIONES E LOS CRITOS.LOS NIÑOS LLORABAN Y GRITABAN.AQUELLA NOCHE SE DIO CUENTA DE QUE ALGO PASABA.UNA MUJER DULCE Y TRANQUILA SE HABÍA CONVERTIDO EN UN DEMONIO.ERA TERIBLE LO QUE PASABA CON DOS NIÑOS PEQUEÑOS EN MEDIO.LUEGO LLEGÓ EL DOMINGO.ANTOINE QUERÍA LLEVAR LOS NIÑOS A LA IGLESIA .SU MUJER NO QUERIA QUE SE LOS LLEVAS.EMPEZO LAS PELEAS.ANTOINE LLAMO A UN MIEMBRO INFLUENTE DE LA IGLESIA LO EXPLICO LO QUE PASABA. ESE MIEMBRO ENTENTO LLAMAR A LA MUJER DE ANTOINE PARA AYUDARLA A ENTRAR EN RAISON Y DEJAR LOS NIÑOS. IR A LA IGLESIA.MIENTRAS ESTABA HABLANDO ELLA ANTOINE EMPEZÓ A PONERLAES LA ROPAS A LOS DOS NIÑOS.QUANDO TERMINÓ DE VESTIR ESCUCHÉ COMO ALQUIEN LLAMABA A LA PUERTA

ABAJO.MIENTRAS ESTABA VISTIENDO A LOS DOS NIÑOS ESCUCHÓ COMO SU MUJER SE ENCERRÓ EN LA DUCHA Y LLAMABA CON ALQUIEN EN EL TELÉFONO. QUANDO CONTESTÓ AL TELEFONILLO ERA LA POLICÍA MUNICIPAL. LES ABRIÓ LA PUERTA. LUEGO LLEGÓ UNA AGENTE Y LLEVÓ A PARTE A LA MUJER PARA HACERLA PREGUNTA.EXPLICO AL AGENTE QUE ERA UNA DISCUSIÓN LA CONTÓ LA HISTORIA.LOS AGENTES LES ACONSEJARON A LOS DOS DE QUEDAR TRANQUILOS POR EL BIEN DE LOS NIÑOS.SE FUERON Y DESPUÉS DE DOS MINUTOS.UN AGENTE LO DIJO A ANTOINE DE ACOMPAÑARLES AL COMISARÍA POR QUE TENÍA UNA DENUNCIA ANTERIOR POR MALOS TRATOS.LO LLEVARON POR SEGUNDA VEZ AL CALABOZO.ERA UN DOMINGO.OTRA VEZ LAS TIPICAS DOS LLAMADAS.UNA AL COLEGA DE TRABAJO OTRA AL ANCIANO DE LA IGLESIA QUE ERA SU AMIGO.EL LUNES SOBRE LAS 18 HORAS PASÓ A DISPOSICIÓN JUDICIAL. EL MISMO ESCENARIO. LO DEJARON EN LIBERTAD. PIDIÓ OTRA VEZ UNOS DÍAS DE VACACIONES. SU HERMANO LO MANDÓ UN BILLETE DE AUTOBÚS.Y SE FUE A LA CASA DE SU HERMANO DURANTE QUATRO DÍAS.ERA UN MIÉRCOLES QUANDO COGIÓ EL AUTOCAR.PORQUE EL LUNES POR LA TARDE QUANDO SALIÓ. SE FUE A SU LUGAR DE TRABAJO PARA HABLAR CON SU ENCARGADO. NO HUBO PROBLEMAS LO DIERON LOS DÍAS QUE NECESITABA.LUEGO SE FUE A HACER UNAS COMPRAS.LUEGOSU AMIGO Y SU ABOGADA LO DIJERON DE SALIR UN POCO DE MADRID PARA EVITAR

TENSIONES.ASI HIZO.EL MIÉRCOLES SE FUE A LA CASA DE SU HERMANO. ANTES DE PARTIR SÓLO SE DESPIDIÓ DE SUS NIÑOS,SIGUIÓ QUERIENDO A SU MUJER PERO ESTABA MUY ENFADADO CON ELLA.LLEGO EL MIÉRCOLES A LA CASA DE SU HERMANO.SU HERMANO YA ESTABA ENFADADO TAMBIÉN. QUISO MANDAR A SU MUJER A MADRID PARA HABLAR CON LA MUJER DE ANTOINE.ELLA SE QUEDÓ CON LOS NIÑOS SOLA A MADRID.LUEGO ERA EL SÁBADO POR LA MAÑANA QUANDO RECIBIÓ UNA LLAMADA DE UN ANCIENO DE LA IGLESIA DICIENDO QUE SU MUJER ESTABA MAL LO SALÍA LA SANGRE EN LA NARICE.LA LLEVARON AL HOSPITAL. PERO NO HABÍA NADA GRAVE.CONTESTO A LA LLAMADA DICIENDO QUE SÓLO PODRÍA ESTAR AHÍ EL DOMINGO POR QUE ESE SÁBADO YA NO HABÍA PLAZAS EN EL TREN.LLAMO A UNA FAMILIA EN LAS AFUERAS DE MADRID.AQUELLA EPOCA ERAN AMIGOS DE ANTOINE Y DE SU MUJER. LA SUPLICO DE CUIDAR A SU FAMILIA MIENTRAS LLEGABA MAÑANA. ELLOS ACEPTABAN. EL DOMINGO A LAS NUEVE Y MEDIA DE LA MAÑANA .LLEGÓ A MADRID A LAS DOCE Y MEDIA.LLEGO A CASA ERA VACÍA. SE DUCHO COGIÓ EL COCHE Y SE FUE A LA CASA DE ESA FAMILIA. ERA A CUARENTA KILOMETROS.LLEGO AHÍ TREINTA MINUTOS MÁS TARDE.CUANDO ENTRÓ SALUDO A TODO EL MUNDO.HABLO CON SU MUJER PREGUNTÓ CÓMO IBA.CONTESTO DICIENDO QUE TODO IBA BIEN.ESA MUJER LA DIO DE COMER.COMIO.DESPUES DE DOS HORAS DIJO A LA MUJER Y A LOS NIÑOS QUE ERA

TIEMPO PARA IRSE A CASA.LA MUJER CONTESTÓ DICIENDO QUE SE VALLA CON LOS NIÑOS Y ELLA LLEGARÁ MÁS TARDÉ.

LLEGÓ A CASA ERA LAS DIEZ Y SEIS DE LA TARDE. A LA VEINTE HORAS DIO LA CENA A LOS NIÑOS.EL CENO A LAS VEINTE Y UNA HORA. A LAS DIEZ TODAVÍA NO LLEGABA SU MUJER A CASA..A LAS ONCE DE LA NOCHE LA LLAMO LA MUJER DE LA FAMILIA QUE LES CUIDÓ. DICIENDO

QUE SU MUJER ESTABA MUY MAL.QUE VENGA CORRIENDO PARA LLEVARLA AL MÉDICO.ANTOINE ESTABA SOLO EN CASA CON LOS DOS NIÑOS.ERA EL TIEMPO DE LAS VACACIONES .LLAMO A UN ANCIENO DE LA IGLESIA PARA INFORMARLE DE LO OCURRIDO.CONTESTO A ANTOINE QUE SE QUEDE CON LOS NIÑOS Y QUE EL IRÁ AL HOSPITAL A VER LO QUE PASABA. SEGÚN LO QUE CONTARON A ANTOINE.LLEGO LA AMBULANCIA Y LA LLEVARON AL HOSPITAL. HABLABA COSAS INCOMPRENSIBLES. LA HICIERON TADAS LAS PREUVAS DURANTE TODA LA NOCHE.CUANDO LA DIERON DE ALTA POR LA MAÑANA A LA PRIMERA HORA.LUEGO DESAPARECIO.SEGUN LOS TESTIGOS QUE ESTABAN AL HOSPITAL .NO DIJO ADIOS A NADIE.SALIO POR LA OTRA PUERTA DE LAS QUE HABÍA DOS HERMANAS DE LA IGLESIA ESPERANDOLA. LA ESTUVIERON BUSCANDO DURANTE TODO EL DÍA.EL DÍA SIGUIENTE ERA UN LUNES.ANTOINE ESTABA DESPIERTO TODA LA NOCHE.CADA DOS HORAS LLAMABA AL

HOSPITAL PARA VER COMO IBA SU MUJER.A LA
PRIMERA HORA DE LA MAÑANA DEL LUNES LLAMÓ AL
TRABAJO PARA INFORMAR AL ENCARGADO QUE NO
PODÍA IR AL TRABAJO. INVENTO UNA ESCUSA.LOS
NIÑOS ERAN SOLOS E NO PODÍA DEJARLES.EL COLE
EMPEZABA EL DÍA SIGUIENTE QUE ERA MARTES.TODO EL
DÍA DE LUNES NADIE SABÍA DONDE ESTABA SU MUJER.
LA BUSCARON EN EL HOSPITAL. NO ESTABA. ANTOINE SE
QUEDÓ EN CASA.HIZO DE COMER A LOS DOS NIÑOS
CUIDANDOLES.LES DUCHO Y LES LLEVÓ UN RATO AL
PARQUE.A LAS VEINTE Y UNA HORAS LO LLAMÓ UN
ANCIENO DE LA IGLESIA DICIENDO QUE LA HABÍA
ENCONTRADO..ESTABA AL HABITACIÓN DE LA AMIGA
QUE LLAMÓ AL AMBULANCIAS. COMO TENÍA LA LLAVE
DE LA CASA VOLVIÓ TRANQUILAMENTE E SE METIÓ EN
LA CAMA...LA SEÑORA DE ESA CASA LA ENCONTRÓ
QUANDO LLEGÓ A CASA DESPUÉS DEL TRABAJO.EL
MARTES ANTOINE SE LEVANTÓ PRONTO.SE ARREGLO
PARA IR AL TRABAJO. ARREGLO A LOS NIÑOS TAMBIÉN.
DESPUÉS DEL DESAYUNO BAJO AL GARAJE CON LOS
NIÑOS LES METIÓ AL COCHE E LES LLEVÓ AL COLE.ERAN
DE COLE DIFERENTE.PRIMERO DEJO A LA NIÑA A LA
GUARDERÍA Y LUEGO AL MAJOR AL COLEGIO.APARCÓ EL
COCHE AHÍ SE FUE AL TRABAJO.DESPUES DEL TRABAJO
RECOGIA PRIMERO A LA NIÑA QUE SALÍA MÁS PRONTO
Y LUEGO AL CHICO.IBAN A CASA.LES DUCHABA HACIA LA
CENA Y LES METÍA EN LA CAMA.EL HACÍA LO
MISMO.AQUEL DÍA DE MARTES POR LA TARDE LLAMÓ A
LA CASA DE ESA SEÑORA PARA SABER DE SU MUJER

COMO IBA.LA SEÑORA LO CONTESTÓ QUE NO TENÍA QUE LLAMAR AHÍ JAMÁS. LO ACUSÓ DE SER RESPONSABLE DE LA ENFERMEDAD DE SU MUJER.ANTOINE QUERÍA DAR SU VERSIÓN DE LOS HECHOS PERO NO LO DEJO Y ELLA COLGÓ EL TELÉFONO. ANTOINE SE QUEDÓ CALLADO. TODA LA GENTE IBAN EN CONTRA DE EL..HIZO UNA ORACIÓN. EL DÍA SIGUIENTE HIZO LA MISMA FAENA. SE LEVANTÓ PRONTO PARA PREPARARSE PARA IR AL TRABAJO .

ARREGLO A LOS DOS NIÑOS PARA EL COLEGIO Y LA GUARDERIA.LES LLEVÓ CON EL COCHE.COMO SIEMPRE DEJÓ EL COCHE AL LADO DEL COLÉ Y SE FUE A TRABAJAR. ESO DURÓ TRES SEMANAS.A LAS DOS SEMANAS VOLVÍ A LLAMAR A LA SEÑORA DONDE VIVÍA SU MUJER.PORQUE DURANTE ESE PERIODO ELLA NO LLAMO NI PARA SABER CÓMO ESTABAN SU NIÑOS.AUNQUE ESA SEÑORA PROHIBIO A ANTOINE LLAMAR AHÍ,ESE NO SE CORTÓ SEGUÍA AMANDO A SU MUJER. EL QUE DESCOLGÓ EL TELÉFONO ERA EL MARIDO DE ESA MUJER. ANTOINE LO SUPLICÓ QUE LO PASARÁ CON SU MUJER.EL SEÑOR LO CONTESTÓ QUE NO ESTABA Y SEGUÍ DECIENDOLE QUE HAGA MUCHO CUIDADO CON LA ENFERMEDAD DE SU MUJER. QUE A VECES HABLANDO SE PERDIA EN SUS PALABRAS.EN RESUMEN QUE PERDÍA LA CABEZA Y QUE HAGA TODO PARA CURRARLA. ESE SEÑOR CONFESÓ QUE ES SU MUJER QUE SE OCUPA DE ELLA E QUE QUANDO REGRESÉ HABLARÁ CON ELLA PARA CONVENCERLA DE LLAMAR POR LO MENOS A SUS HIJOS.ANTOINE COLGÓ

ESTABA UN POCO CONTENTO Y LO DIJO A SUS HIJOS. PORQUE LA PEQUEÑA LLEVABA TODO EL RATO PREGUNTANDO A SU MAMAN.A LA TERCERA SEMANA DE CUIDAR A SUS HIJOS SOLOS ERA UN JUEVES LLEGÓ COMO DE CUSTUMBRE A LA GUARDERÍA DE LA NIÑA Y LA PROFESORA LO DIJO QUE LA NIÑA NO ESTABA QUE SU MAMÁ SE LLEVÓ A LA NIÑA CON ELLA.SE FUE AL COLEGIO DEL NIÑO Y LO CONTARON LA MISMA HISTORIA.ANTOINE PENSABA QUE LES ENCONTRARIA A CASA.QUANDO LLEGÓ A CASA NO HABIA NADIE.LLAMO A LA SEÑORA QUE LA CUIDABA E ELLA CONTESTÓ QUE HACÍA UNA SEMANA QUE SE FUE.QUE NO SABÍA NADA DE ELLA.POR LA TARDE SE FUE A LA IGLESIA E DESPUES DE LA REUNIÓN SE LO CONTÓ A LOS ANCIANOS.SE LES DIJO QUE SI DENTRO DE UNA SEMANA NO LLEGABA CON LOS NIÑOS LA DENUNCIABA. A LOS ANCIANOS LES DABA IGUAL PORQUE SEGÚN ELLOS LA VERSIÓN DE LA MUJER ERA VERDAD.ANTOINE SE FUE A CASA.POR VEZ PRIMERA SE SENTIO MUY SÓLO. UNA CASA TAN GRANDE VIVIENDO SÓLO.PARA DORMIR AQUELLA NOCHE TUVO QUE ENCENDER LA TELEVISIÓN EN LA HABITACIÓN Y EL SALÓN CON EL VOLUMEN ALTO PARA NO SENTIRSE SÓLO.EL DÍA SIGUIENTE SE FUE AL TRABAJO CUANDO VOLVIÓ SE DIO CUENTA QUE LA CASA ESTABA IGUAL DE VACIA COMO EL DÍA ANTERIOR..EL DÍA SIGUIENTE ERA SÁBADO.PASO TODA LA TARDE LLAMANDO SU MUJER AL TELÉFONO. SONABA PERO ELLA NO CONTESTABA.PASO ASÍ TODA LA SEMANA.UNOS AMIGOS LO DIJERON DE IR A LA POLICÍA A PONER UNA

DENUNCIA. ES LO QUE HIZO. EL AGENTE LA LLAMÓ POR TELÉFONO. LO CONTESTÓ QUE SU MUJER Y SUS HIJOS ESTABAN BIEN.NO QUISO PONER UNA DENUNCIA AQUEL DÍA.SOLO EXPLICO AL AGENTE LO QUE PASABA.DESDE AQUEL DÍA ANTOINE NOTÓ COMO UNA CONSPIRACIÓN. NADIE QUERÍA COOPERAR. LOS ANCIANOS DE LA IGLESIA SABÍA DONDE ESTABAN CON LOS NIÑOS Y NADIE SE LO CONTÓ. PASARON TRES MESES ASÍ SIN VER A SU FAMILIA.ESTABA MUY TRISTE.VOLVIO A LOS TRES MESES AL COMISARÍA Y PUSO UNA DENUNCIA. COMO LA CASA ERA TAN GRANDE Y LO COSTABA MUCHO DINERO EMPEZÓ A BUSCAR OTRA CASA.A LOS DOS SEMANAS ENCONTRÓ UNA CASA DE UNA HABITACIÓN CON BAÑO Y COCINA.TENIA QUE FIRMAR EL CONTRATO CON ESTA MUJER DENTRO DE DOS SEMANAS. ERA EL MES DE AGOSTO. EL PRIMER DÍA DEL MES Y EL PRIMER DÍA QUE EMPEZÓ LAS VACACIONES. SALIÓ POR LA MAÑANA A LLEVAR UN AMIGO HA HABLAR CON SU JEFE PARA VER SI PODÍA CONTRATARLO. QUANDO LLEGÓ SU JEFE NO ESTABA.LA SECRETARIA LES DIHO QUE HABÍA SALIDO Y QUE HASTA MAÑANA NO LLEGABA.ERA LAS DOCE HORAS Y MEDIA.AUN ASÍ EL CHICO ESTABA MUY CONTENTO PORQUE DEJO SU CURRÍCULUM EN BUENAS MANOS.PARA AGRADECERLO POR EL ESFUERZO HECHO LO INVITÓ A UN RESTAURANTE A COMER.ESE CHICO TENÍA UN COCHE.ESTABA CON SU NOVIA TAMBIÉN. LLEGARON A UN RESTAURANTE AL CENTRO COMERCIAL MÁS PROXIMO.APARCARON Y BUSCO UN RESTAURANTE,ERA UN RESTAURANTE AMERICANO CON

MUCHA CARNE AL MENU.TERMINARON DE COMER Y LUEGO ACERCO A ANTIONE A SU CASA CON EL COCHE.QUANDO ANTOINE QUERÍA ABRIR LA PUERTA NO PODIA PORQUE SE DIO CUENTA QUE HABÍA UNA LLAVE PUESTA.LLAMO AL TIMBRE ESCUCHÓ LA VOZ DE SU HIJO QUE DECÍA MAMÁ ES PAPA.ABRELE.LA MAMÁ NO LO HACÍA CASO.DESPUES DE CASI QUATRO MESES ERA LA PRIMERA VEZ QUE ESCUCHABA LA VOZ DE SU HIJO E HIJA.ESTABA MUY CONTENTO. VOLVIO A LLAMAR GRITANDO EL NOMBRE DE SU MUJER.ABREME ABREME"" DECIA ANTOINE.ESCUCHO COMO EL NIÑO DECÍA A SU MADRE :MAMÁ NO SEA MALA ABRE LA PUERTA A PAPÁ. NO ESCUCHABA O NO HACÍA CASO.ANTOINE LLAMO A UN AMIGO SUYO Y PREGUNTÉ QUE HACER.LO CONTESTÓ DICIENDO QUE TENÍA QUE LLAMAR A LOS ANCIANOS PARA QUE VENGAN HA AYUDARLE.ASI HIZO .LLEGARON,LLAMARON ABRIO LA PUERTA Y DIJO A ANTOINE QUE ESTABA ABRAZANDO A SUS HIJOS COGE TUS COSAS Y LÁRGATE NO QUIERO VIVIR MÁS CONTIGO. LOS ANCIANOS SE FUERON AL PARQUE QUE HABÍA EN LA URBANIZACIÓN PARA INTENTAR HABLAR CON ELLA MIENTRAS TANTO ANTOINE JUGABA CON LOS NIÑOS DESPUES DE QUATRO MESES NO LES HABÍA VISTO.ELLOS ESTABAN CONTENTOS TAMBIÉN DE VER A SU PADRE.DESPUES DE DOS HORAS HABLANDO CON ELLA LOS ANCIANOS NO PODÍAN CONVENCERLA TENÍA IDEAS RECTAS RARAS Y INCOHERENTE. LLAMO A SU ABOGADA Y LO CONTÓ LA HISTORIA. ELLA LO DIJO DE SALIR COMO SU MUJER SE LO

DIJO PARA NO INVENTAR OTRA HISTORIA QUE LO LLEVARÁ A LA CÁRCEL.ES UNA MUJER ENFERMA.ANTOINE RECOGIÓ UN PAR DE COSAS Y SALIÓ.SE FUE AL COMISARÍA DE POLICÍA DEL BARRIO PARA PONER UNA DENUNCIA.ASI SE LO ACONSEJÓ SU ABOGADA..DESPUÉS VOLVIÓ AL GARAJE ENTRÓ EN SU COCHE Y PASÓ LA NOCHE AHÍ. NO QUERÍA QUE TODO EL MUNDO SE ENTERARÁN. NO QUERÍA NI MOLESTAR A SUS AMIGOS.EL DÍA SIGUIENTE SALIÓ LLAMO A CASA PARA INTENTAR HABLAR CON ELLA. NO HABÍA MANERA SE FUE A UN BAR A DESAYUNAR. SE FUE A UN PARQUE A PASAR EL RATO.COMIO UN KEBAB A LAS DOS DE LA TARDE.HIZO UNA SIESTA TUMBADO A UN BANCO DEL PARQUE.POR LA NOCHE IBA PRIMERO SALUDAR A LOS NIÑOS LUEGO SALÍA DE LA URBANIZACIÓN. VOLVÍA DOS HORAS MÁS TARDE E IBA A DORMIR EN EL TRASTERO.TENIA UN COLCHON AHÍ. COMPRO BEBIDA Y COMIDA E ENTRÓ AHÍ.DESPUES DORMÍA. EL DÍA SIGUIENTE HACIA LO MISMO. TENÍA UN AMIGO EN LAS AFUERAS E IBA AVECES A SU CASA.QUANDO SU AMIGO SE ENTERÓ DE LO QUE PASABA LO INVITÓ A PASAR UNA SEMANA DE VACACIONES EN SU CASA.LO QUEDABA UNA SEMANA PARA FIRMAR EL CONTRATO CON ESTA MUJER .ENTONCES VOLVIÓ A MADRID A INTENTAR HABLAR CON ELLA.ERA RADICAL. NO QUERÍA NADA.NO IBA A LAS REUNIONES. UN DÍA LO LLAMÓ DICIENDO QUE NO PODÍA CON LOS NIÑOS QUE SU VIDA A ELLA ESTÁ DESTROZADA QUE VENGA A RECUPERAR A SUS NIÑOS.ANTOINE LO CONTESTÓ DICIENDO QUE TODAVÍA

NO TENÍA CASA.NECESITABA TIEMPO PARA CONSEGUIR ESA CASA.ASI PODRÍA RECUPERARLES.DESPUES DE PASAR UNA SEMANA A LA CASA DE SU AMIGO,CADA DOS DÍAS VENÍA A INTENTAR HA HABLAR CON SUS HIJOS.LES GUARDABA JUGUETES. LA MAMÁ NO ESTABA CONTENTA DE VERLE.LES HABÍA CORTADO LA LUZ Y EL AGUA. COMO TENÍA EL PARO DE CUATROCIENTOS Y PICO DE EUROS ,ELLA IBA AL RESTAURANTE CON LOS NIÑOS O COMPRABA UN POLLO ASADO PARA CENAR.ANTOINE TAMBIÉN LES DABA DINERO.PERO SU FORMA DE PENSAR YA NO ERA IGUAL.HASTA LOS NIÑOS TENÍA MIEDO DE ELLA.YA CASI NO TENÍA RELACION CON SU HERMANO.ESE DESAPARECIÓ NADIE SABÍA DONDE ESTABA.LUEGO LLEGÓ EL DIA DE LA FIRMA DE CONTRATO DEL PISO.PAGO LOS DOS MESES DE FIANZA QUE NECESITABA LA MUJER Y LO DIO LAS LLAVES DEL PISO.EL PISO ESTABA VACÍA.TENIA EN EL TRASTERO DE LA CASA DONDE ESTABA SU MUJER UN COLCHON DE CAMA DE MATRIMONIO.SE FUE CON SU COCHE APARCÓ AL GARAJE.TENIA LAS LLAVES DEL TRASTERO.RECOGIO LO IMPORTANTE Y SE FUE A LA NUEVA CASA.EL PISO ERA DE UN HABITACIÓN CON SALÓN BAÑO Y COCINA TODO SEPARADO.PRIMERA PLANTA.ERA UNA URBANIZACIÓN TRANQUILA.LOS VECINOS ERAN SIMPÁTICOS. DOS DÍAS DESPUÉS DE HABER MUDADO SE FUE A VER A LOS NIÑOS.DEJO CIEN EUROS A SU MUJER Y LO CONTÓ QUE YA TENÍA CASA.ENTONCES DIJO A LA MUJER QUE PODÍA RECOGER LOS NIÑOS LOS VIERNES POR LA TARDE Y PASAR TODO EL FIN DE SEMANA CON ELLOS.ASI

ERA.PERO ELLA NO ERA LA MISMA MUJER DECÍA COSAS INCOHERENTE. AVECES ELLA LO LLAMABA POR LA NOCHE LLORANDO DECÍA QUE LAS COSAS NO IBA BIEN QUE SENTIA QUE ALGO NO IBA BIEN PERO NO SABÍA QUE ERA.TENIA SUEÑOS RAROS SE DESPERTABA GRITANDO. DORMÍA EN LA MISMA CAMA QUE LOS NIÑOS AUNQUE HABÍA TRES HABITACIONS EN EL PISO.NO IBA A LAS REUNIONES. SE QUEDABA TODO EL RATO AL PISO.SOLO SALÍA PARA HACER COSAS IMPORTANTES.

LA PRIMERA VEZ QUE SE FUE A RECOGER A LOS DOS NIÑOS,LES METIÓ EN EL COCHE Y SE FUE CON ELLOS.QUANDO LLEGARON AL PISO ESTABAN MUY CONTENTO. JUGABAN SALTABAN ENCIMA DEL COLCHON Y ESTABAN AL GUSTO.ERAN MUY PEQUEÑOS NO SABIAN LO QUE PASABA.ERA UN VIERNES SE FUE CON EL COCHE A TRAERLES Y LLEVARLES A CASA.AUNQUE LA CASA QUE ALQUILA ANTOINE ERA MÁS PEQUEÑA,LOS NIÑOS ERAN CONTENTOS. A LAS VEINTE HORAS SE FUE CON ELLOS A BURGER KING.SE LO PASÓ MUY BIEN CON ELLOS.LLEGARON A LAS VEINTE Y DOS HORAS DE LA NOCHE.LES DUCHOS Y LES METIÓ EN LA CAMA..EL SÁBADO POR LA MAÑANA LES HIZO EL DESAYUNO LUEGO SE FUERON A PARQUE QUE HABÍA CERCA Y LUEGO SE LES LLEVÓ A HACER LA COMPRA AL SUPERMERCADO. LES COMPRO ROPAS Y SABATOS. VOLVIÓ A CASA SOBRE LA UNA Y MEDIA DE LA TARDE.HIZO LA COMIDA POLLO FRITO CON PATATAS

FRITAS Y KETCHUP. DESPUES DE COMER UN POCO DE SIESTA Y AL CINE.OTRA VEZ POR LA TARDE LLEGARON A CASA POR LA NOCHE A DORMIR ESTABAN REVENTADOS. POR LA MAÑANA DEL DOMINGO SE DUCHARON Y SE FUERON TODOS A LA IGLESIA. LLEGARON A LAS DOS EN CASA COMIERON, LA TELE UN POCO DE SIESTA Y A LAS DIEZ Y OCHO DE LA TARDE LLAMÓ A SU MUJER DICIENDO QUE LLEVARÁ A LOS NIÑOS SOBRE LAS DIEZ Y NEUVE DE LA NOCHE.ASI HIZO.ANTOINE LES METIÓ EN EL COCHE E LES LLEVÓ CON LA MAMÁ.ASI TERMINÓ UN FIN DE SEMANA INOLVIDABLE PARA ANTOINE Y SUS HIJOS.DESPUES DE QUATRO MESES SIN VERLES SE LES PASARON TODOS GENIALES. LA MAMÁ PUDO DESCANSAR TAMBIÉN DURANTE ESE FIN DE SEMANA.EL LUNES ANTOINE SE FUE AL TRABAJO CONTENTO POCO A POCO SE LO VOLVIÓ LA SONRISA EN SU CARA.DESDE AQUEL FIN DE SEMANA.AHORA ERA COMO UNA CUSTUMBRE.LOS JUEVES LLAMABA LA MAMÁ PARA RECORDARLE DE RECOGER LOS NIÑOS EL VIERNES POR LA TARDE.LUEGO HABLABA CON ELLOS POR TELÉFONO.ESTABAN TODOS EXCITADOS PARA VOLVER A LA CASA DE PAPÁ. ASÍ SE REPETÍA LA HISTORIA DURANTE DOS MESES TODO IBA MUY BIEN.AL PRINCIPIO DE CADA MES LO DABA DINERO PARA LOS NIÑOS.DOS MESES DESPUÉS CUANDO LA ENFERMEDAD MENTAL SE ACELERÓ TODAS LAS NOCHE ELLA LLAMABA A ANTOINE POR TELÉFONO.CADA DÍA A LAS DOS DE LA MADRUGADA. AVECES LLORABA DICIENDO QUE SOÑABA ESPÍRITUS MALIGNOS.QUE NO ESTABA BIEN

PERO NO SABÍA EXACTAMENTE LO QUE PASABA. QUE
SENTÍA QUE SU MEMORIA ESTABA BOROSA.NO PODÍA
PENSAR COMO ANTES.ANTOINE SÓLO ESCUCHABA.
LUEGO LO DECÍA DE HACER LAS ORACIONES AL DIOS
TODO PODEROSO.LO DIJO TAMBIÉN DE IR AL MÉDICO
PARA HABLAR CON EL PSIQUIATRA. PERO ELLA SE
NEGABA A IR AL HOSPITAL.SOLO DECÍA QUE SON
ESPÍRITUS Y QUE HAY GENTE MUY MAL INTENCIONADAS
COMO LA FAMILIA DE ANTOINE QUE LA QUIERE
MATAR.ME DIJO TAMBIÉN QUE DONDE FUE CON LOS
NIÑOS ELLA VI A UN CURA QUE HIZO LAS ORACIONES
PARA ELLA.PARA LIBERARLA DE LOS ESPÍRITUS
MALIGNOS. TODAS LAS NOCHES ERA LA MISMA
HISTORIA. NO SABÍA CÓMO PODÍA VIVIR EN UN PISO SIN
LUZ NI AGUA CON DOS NIÑOS PEQUEÑOS.ENTENTO
DECIRLA QUE ME DEJÉ LOS NIÑOS PORQUE AHÍ SE
ABURRÍA. NO HABÍA NI TELE NI NADA PARA
DISTRAERLES.ANTOINE LES COMPRABA JUGUETES AÚN
ASÍ VEA QUE NO ERAN FELICES COMO ANTES.ANTOINE
INTENTO REFLEXIONAR CON ELLA PARA DECIRLA QUE
TENÍA QUE IR A VER A UN PSIQUIATRA .ES IGUAL
ANTOINE QUERÍA SIEMPRE A AYUDARLA PERO ERA
PRATIQUAMENTE IMPOSIBLE. CADA DÍA QUE PASABA LA
COSAS SE COMPLICABA.AHORA HABÍA FINES DE
SEMANA QUE YA NO DEJABA A LOS NIÑOS IR CON SU
PAPÁ.CUANDO LA LLAMABA EL VIERNES DECÍA QUE LOS
NIÑOS ESTABA CANSADOS Y LOS SÁBADO NO QUERÍA
COGER EL MÓVIL.QUANDO ANTOINE SE ACERCABA A
CASA LLAMABA AL TELEFONILLO PERO ELLA NO

CONTESTABA.UNA NOCHE ERA LAS TRES DE LA MADRUGADA SONÓ EL TELÉFONO ERA ELLA LLORANDO DICIENDO A ANTOINE QUE VENGA RÁPIDO PORQUE NO SE ENCONTRABA BIEN.ANTOINE LA DIJO QUE VENDRÁ A LA PRIMERA HORA PARA LLEVARLA AL MEDICO.LLAMO A UN AMIGO QUE SE FUE CON EL A LA CASA DE SU MUJER. LLAMARON DURANTE MEDIA HORA Y NADA.ERA LAS OCHO DE LA MAÑANA.A LAS OCHO Y MEDIA SU AMIGO SE FUE A SU CASA Y LO DIJO QUE SI LO NECESITABA QUE LO LLAMARÁ. ANTOINE SE QUEDÓ AL PARQUE HASTA LAS ONCE.LUEGO VI COMO SU MUJER ABRIÓ LAS CORTINAS.VI A LOS DOS NIÑOS TAMBIÉN ESTABAN SÓLO CON CALZONCILLOS SIN CAMISA. VOLVIÓ A LLAMAR.LA MUJER ABRIÓ LA PUERTA,LA CASA OLIA A PIS Y CACAS.NO HABÍA AGUA CORRIENTE NI LUZ.CON DOS NIÑOS PEQUEÑOS ERA UNA PENA VIVIR EN ESTAS CONDICIONES .CASI EMPEZÓ A LLORAR. TENÍA PIEDAD DE SU FAMILIA NO HABÍA A NADIE PARA CUIDAR DE ELLOS.LLAMO A SU AMIGO LLEGÓ CON SU COCHE Y SE FUERON AL HOSPITAL. ELLA HABLABA DE COSAS RARAS QUE ESTABA EMBARAZADA QUE TENÍA PODERES PARA SABER EL FUTURO QUE QUANDO SOÑABA ALGO AQUELLO SE REALISABA SIEMPRE.QUE SOÑO QUE ME VAN A DESPEDIR DEL TRABAJO. MUCHOS MÁS COSAS.QUANDO LLEGARON AL HOSPITAL LOS MÉDICOS LA HICIERON TODOS LOS ANALISIS Y TODO RESULTÓ NEGATIVO NI EMBARAZO NI NADA.DESPUES DEL HOSPITAL PROPUSO A SU MUJER QUE PODIA VENIR A VIVIR CON EL A SU PISO PORQUE EN EL QUE VIVÍAN

ELLOS NO TENIA NI LUZ NI AGUA.E PARA NIÑOS TAN PEQUEÑOS NO ERA MUY APROPRIADO.ENTONCES SE FUE AL ANTIGUO PISO ELLA COGIÓ COSAS PARA ELLA E DE LOS NIÑOS.LLEGARON AL PISO PEQUEÑO DE ANTOINE SÓLO ERA VEINTE Y CINCO METROS CUADRADOS TENÍA UNA HABITACIÓN UN SALÓN UNA COCINA Y UN BAÑO.ERA LIMPIO E REFORMADO A LA PRIMERA PLANTA SIN ASCENSOR. CUANDO LLEGARON ERA UN SÁBADO POR LAS TARDE.QUANDO LLEGO SE DUCHO PERO SE NEGÓ A DORMIR.DIJO A ANTOINE QUE NO LO GUSTABA EL PISO.QUE PODIA QUEDARSE CON LOS NIÑOS ESTE FIN DE SEMANA PERO QUE ELLA VOLVIA A SU PISO QUE OLIA A PIS NO HABIA NI AGUA NI LUZ.LA ENFERMEDAD SE APODERABA DE ELLA.HASTA LOS NIÑOS PENSABA MEJOR QUE ELLA.ELLA SE FUE Y ANTOINE SE QUEDO CON LOS NIÑOS AQUEL SABADO DESPUÉS DE LA DUCHA LES HIZO LA CENA QUE LES GUSTABA PATATAS FRITAS CON POLLO FRITO Y KETCHUP.LES LLEVO A LA CAMA.EL DORMIA AL SOFA CAMA DEL SALON.OTRA LLAMADA DE ELLA A LAS TRES DE LA NOCHE.LLORABA HABLANDO COSAS SIN SENTIDO. ANTOINE YA PERDIA LA PACIENCIA.SABIA QUE ERA ENFERMA PERO SE NEGABA ACEPTARLO.EL DOMINGO POR LA MAÑANA ANTOINE SE FUE AL IGLESIA CON LOS DOS NIÑOS LUEGO LES LLEVO A BURGER KING. POR LA NOCHE LES LLEVÓ A LA CASA DE SU MUJER.DESDE AQUEL MOMENTO YA NO QUERIA QUE ANTOINE LES LLEVA A SU CASA.ENTONCES LO QUE HACIA ERA IR AL COLE DOS O TRES DIAS LA SEMANA PARA PODER VERLES

Y HABLAR CON ELLOS.UN DIA QUE LLEGÓ A COLE PARA VER A SUS CHABALES ANTOINE LES COMPRO UNOS JUGUETES .LUEGO LLEGÓ SU MUJER CON UN PAPEL DEL JUEZ QUE DECIA QUE TENIA TRES DIAS PARA LIBERAR LA CASA.ANTOINE LES ACONSEJO DE VENIR A VIVIR EN SU PISO.PERO ELLA SE NEGÓ. SU HERMANO LO HABIA ABANDONADO SUS POCAS AMIGAS QUE TENIA TAMBIEN NO HABIA DONDE IR.SU CEREBRO YA NO FUNCIONABA COMO ANTES.ANTOINE LLORABA SOBRETODO POR LOS NIÑOS PORQUE SABIA QUE ESTABAN SUFRIENDO.ERAN MUY PEQUEÑOS PARA PASAR TODO ESO.ERA UN VIERNES POR LA MAÑANA ERA SOBRE LAS ONCE CUANDO ANTOINE RECIBIÓ LA LLAMADA DE LA GENTE DE LA IGLESIA QUE FRECUENTABA ELLOS LO DIJERON QUE SU MUJER LES LLAMÓ DICIENDO QUE LA POLICIA Y LOS JUECES LLEGARON PARA ECHARLA DEL PISO.LOS NIÑOS ESTABAN AL COLÉ.TODAS LAS COSAS DE LA CASAS SE QUEDARON DENTRO.LA TELE DE CASI QUARENTA PULGADAS LA NEVERA LA LAVADORA LOS DOS SOFAS GRANDES QUE TENIAN LA MESA GRANDE CON LAS SILLAS LAS ROPAS LAS CAMAS TODO TODO TODO SE QUEDO .SOLO SACO LAS DOCUMENTACIONES DE ELLA Y DE LOS NIÑOS.LLEGO EL SAMUR SOCIAL QUE LA LLEVÓ PARA ENSEÑARLES DONDE VAN A VIVIR CON LOS NIÑOS.ANTOINE NO LO SABIA.LO QUE SABIA ERA QUE SU MUJER YA NO VIVIA AHÍ.CUANDO LLEGÓ POR LA TARDE AL COLÉ DE LOS NIÑOS COMO SIEMPRE VÌ DE LEJOS UN COCHE DEL SAMUR SOCIAL SU MUJER ESTABA

DENTRO CON LOS NIÑOS SENTADOS. PREGUNTÓ A SU MUJER LO QUE HACIA DENTRO.ENTENTO HABLAR CON LOS RESPONSABLES DEL COCHE DICIÉNDOLES QUE EL TENIA CASA Y QUE NO TENIA NINGÚN DERECHOS A LLEVAR A SU FAMILIA.QUE SU MUJER TENIA UN PROBLEMA MENTAL Y QUE NO SABIA LO QUE HACIA.QUERIA DESTROZAR SU VIDA E LA DE SU FAMILIA.ANTOINE ESTABA DETERMINADO A EMPEDIR ESO.EL RESPONSABLE DEL SAMUR DIJO QUE LA COMUNIDAD DE MADRID NO PUEDO DEJAR A NIÑOS DORMIR EN LA CALLE POR ESO LES LLEVA PARA DARLES UN LUGAR.EL SISTEMA EN ESPAÑA ES MUY MAL.QUANDO ES LA MUJER QUE DESTROZA UNA FAMILIA TODO EL MUNDO SE CALLA LA BOCA PERO QUANDO ES UN HOMBRE SE LO LLEBAN EN LA CARCEL.SE LES LLEVÓ. ANTOINE Y JACQUES QUE ASISTIÓ A LA ESCENA ESTABAN DESTROZADOS.ANTOINE EMPEZÓ A LLORAR.ERA TERIBLE LLEVAR A SUS NIÑOS A UNA CASA DE ACOGIDA CUANDO EL TENIA UNA CASA.EL JUEZ NO HABIA TODAVIA DADO LA CUSTODIA A NINGUNA DE LOS DOS.LOS NIÑOS ESTABAN TRES DIAS SIN VENIR AL COLÉ .ANTOINE SE FUE A HABLAR CON EL DIRECTOR QUE LO CONTÓ QUE LOS NIÑOS ESTABAN ENFERMOS POR ESO NO VENÍAN. PERO AL QUARTO DIA LLEGARON AL COLÉ. LES ABRAZOS AQUEL DIA.ESTABA CONTENTO.SE VERLES.PERO SU MUJER IBA DE MAL A PEOR.LLEGO CON UNA RAMA DE UN ARBOL PARA PEGARLE.SE NOTABA QUE SU MENTE IBA A PEOR.LOS NIÑOS PARECIAN INFELICES.ERAN MUY PEQUEÑOS.LOS SABADOS LA

LLAMABA PARA INTENTAR HABLAR CON LOS
NIÑOS.AHORA YA NO COGIABA EL TELÉFONO. CUANDO
ANTOINE LLAMABA SU HIJO COGIA EL TELÉFONO Y
SIEMPRE INTENTABA HABLAR CON EL LUEGO CON SU
HIJA Y POR FIN CON SU MUJER QUE SE NEGABA A
HABLAR CON EL.

UN DIA ,ERA UN DOMINGO POR LA MAÑANA AU MUJER
LA LLAMÓ CON VOZ ALTERADA DICIENDO QUE LA GENTE
DEL LUGAR DONDE EL SAMUR SOCIAL LES ALOJARON
QUERIAN INVENENAR A LOS NIÑOS.TENIA MUCHOS
PROBLEMAS CON TODO EL MUNDO EN ESE
LUGAR.HABLO CON UNO DE LOS RESPONSABLE DE AHÍ.
EL CHICO COMENTO A ANTOINE QUE SU MUJER ERA
PROBLEMÁTICA QUE SIEMPRE ACUSANDO A LA GENTE
QUE PARECIA QUE NO TENIA TODAS LAS FACULTADES
MENTALES. DESPUES DE HABLAR CON ESE RESPONSABLE
DEL CAMPAMENTO(ERA UN LUGAR GRANDE QUE
ALBERGABA PERSONAS SIN HOGAR.LES DABAN EL
DESAJUNO LA COMIDA E LA CENA)ANTOINE ODIA ESE
SITIO POR QUE NO ENTENDÍA QUE SU FAMILIA VIVIA EN
UN SITIO COMO ESE Y EL TENIENDO UNA CASA.LLAMO
ENSEGUIDA A SU MUJER PARA INTENTAR
CALMARLA.PORQUE DESPUES DE SU LLAMADA ANTOINE
LA ASEGURÓ QUE HABLARA CON EL RESPONSABLE PARA
SABER LO QUE HABIA PASADO.QUANDO SONÓ EL
TELEFONO DESCOLGÓ COMO DE CUSTUMBRE SU HIJO.
ANTOINE APROVECHO PARA PREGUNTARLE LO QUE
HABIA PASADO.EL NIÑO CONTESTO QUE NO ERA

VENENO QUE EL VECINO QUE EL TAMBIEN TENIA NIÑOS PEQUEÑOS SOLO LES DIO UNOS CHUCHES CARAMELOS.HASTA LOS DOS NIÑOS SABIAN QUE SU MADRE NO ESTABA BIEN.TODAS LAS NOCHES LO LLAMABA DICIENDO QUE ALGO NO IBA BIEN PERO NO SABIA QUÉ. UNOS AMIGOS LO ACONSEJERON A HABLAR CON LOS SERVICIOS SOCIALES.ANTOINE Y SU MUJER TENIAN UNA MISMA TRABAJADORA SOCIAL.ESA LA CONTÓ MUCHAS COSAS DE ELLA.QUE QUANDO LLEVÓ LOS NIÑOS DE COLÉ VIVÍA A UNA CASA PARA MUJERES MALTRATADAS.TODAS LAS MAÑANA TENIAN QUE TOMAR UNAS PASTILLAS.QUE HASTA LOS SERVICIOS SOCIALES SABIAN QUE ELLA ESTABA ENFERMA PERO LA DEJARON AL CUIDADO DE DOS NIÑOS.NADIE QUISIERA AYUDARLE.PARA TERMINAR LA TRABAJADORA LA CONTÓ QUE LA ECHARON DEL CENTRO PORQUE SE NEGABA A TOMAR EL TRATAMIENTO.POR ESO VOLVIÓ A CASA.

LLEGARON LAS VACACIONES DEL PRIMER TRIMESTRE.YA NO VEIA A SUS NIÑOS PORQUE ANTOINE NO IBA AL CENTRO DONDE ESTABAN.EN EL MES DE DICIEMBRE ANTOINE LLEVABA DOS SEMANAS SIN VER A SUS CHAVALES.UN DOMINGO POR LAS TARDE ESTABA INVITADO POR UN AMIGO EN UN BAR LUEGO SONÓ SU TELÉFONO ERA SU HIJO AL HABLAR.DIJO PAPA SOY JO TU HIJO.ANTOINE CONTESTO:``QUE TAL HIJO COMO ESTÁIS TODOS TU TU HERMANA Y TU MADRE.EL NIÑOS CONTESTO QUE ESTAMOS BIEN.ESTAMOS EN TU

CASA.QUÉ CASA REPLICÓ ANTOINE .LA TUYA.ANTOINE SALIÓ CORIENDO CON SU MEJOR AMIGO JACQUES .LLEGARON EN CASA EN CASI DÍEZ MINUTOS.

ESTABAN EN LA ENTRADAS CON MALETAS LES SALUDÉ Y LUEGO ANTOINE PREGUNTÓ A SU MUJER COMO ESTABAN ELLA CONTESTÓ DICIENDO QUE BIEN.ENTRARON LOS NIÑOS ESTABAN CONTENTOS.LES PREGUNTARON SI HABIAN CENADO. HABIA COMIDA EN CASA.DESPUES QUE LOS NIÑOS COMIERON PORQUE ELLA NO COMIÓ. ESTABA SENTADA SACÓ SU AGUA MINERAL DEL BOLSO QUE TENÍA. QUANDO LLEGÓ LAS ONCE Y MEDIA DE LA NOCHE DIJO A SU MIJER QUE SE VALLA EN SU CASA QUE EL ANTOINE SE ENCARGA DE SUS NIÑOS.ELLA SE NEGÓ DICIENDO QUE QUERIA DORMIR AHÍ. ANTOINE SABIA QUE ESTABA ENFERMA SE ACORDÓ DE LAS VECES QUE LLAMÓ A LA POLICIA MINTIENDO QUE LA HABIA AMENAZADO Y PASÓ DOS DIAS AL CALABOZO.VOLVIÓ A DECIRLA QUE SE VALLA A SU CASA QUE LOS NOÑOS SE QUEDAN.ERA CASI LAS DOCE DE LA NOCHE.ANTOINE LLAMÓ A LA POLICIA EXPLICANDOLES LO QUE PASABA.QUANDO LLEGÓ LA POLICIA INTENTARON HABLAR CON ELLA PARA QUE SE VALLA SOLA SIN OBLIGARLA A HACERLO.DESPUES DE UNA HORA INTENTENDO HABLAR CON ELLA NO QUISO SALIR DE LA CASA DE ANTOINE.SOLO DECIA QUE QUERIA PASAR UNA NOCHE Y IRSE EL DIA SIGUIENTE QUE NO VA A MOLESTAR A NADIE.LA POLICIA PREGUNTÓ A ANTOINE SI LA DEJABA PASAR LA NOCHE EN SU CASA O

NO.ANTOINE CONTESTO DICIENDO QUE NO.LA POLICÍA LA ECHÓ FUERA HASTA LA TERRAZA E LUEGO SE FUERON.ERA YA LA UNA Y MEDIA DE LA NOCHE.LOS NIÑOS YA DORMÍAN EN LA CAMA.QUANDO LA POLICIA SE FUERA ELLA REMONTO Y SE SENTÓ EN LAS ESCALERAS.SOLO TENIA UN ABRIGO LIGERO ERA EL MES DE DICIEMBRE.HACIA UN FRÍO TREMENDO.LUEGO ANTOINE CERRÓ LA PUERTA E PIDIÓ A SU AMIGO QUE SE QUEDARA A DORMIR AL SALON.A LAS TRES Y MEDIA DE LA NOCHE SU AMIGO ACONSEJO A ANTOINE DE DEJARLA ENTRAR SÓLO.PARA HOY.QUE CON EL FRÍO SE PUEDE PONER MAL.Y SI PASARÁ ALGO GRAVE EL SERÁ EL RESPONSABLE PORQUE SEGUIAN CASADOS.ANTOINE ACEPTO DE DEJARLA ENTRAR PERO LO ADVERTÍ QUE SE QUEDARÁ TRANQUILA.POR LA MAÑANA ERA LAS OCHO LOS NIÑOS SEGUIAN DORMIDOS ANTOINE LA PREGUNTÉ CUAL ERA SUS PLANES.ELLA CONTESTÓ QUE QUERIA VIVIR CON EL QUE NO LO VA A CAUSAR MAS PROBLEMAS.ANTOINE SE DIO CUENTA QUE NO ERA LA MISMA MUJER A LA QUE SE CASÓ HACIA YA NUEVE AÑOS.ERA FLACA OJOS BLANCAS MUY DURA EN SUS MANERAS DE PENSAR.ERA MAL VESTIDA CASI OLÍA MAL.SE NOTA QUE LLEVABA DIAS SIN DUCHARSE.CASI NO COMÍA Y LOS NIÑOS ERAN MUY PEQUEÑOS NECESITABAN A SU MADRE PERO SU MADRE EN FORMA E CON BUENA SALUD MENTAL.SU MANERA DE PENSAR ERA TOTALMENTE DIFERENTE A LA PERSONA NORMALE.ANTOINE LA PREGUNTÉ PORQUE HIZO TODO LO QUE HIZO CONTRA EL.LLAMO LA POLICIA MINTIENDO

QUE EL LA AMENAZABA HASTA QUE SE FUE DOS VECES
AL CALABOZO, PORQUE SE HABIA LLEVADO A LOS NIÑOS
MAS DE QUATRO MESES ESCONDIDA SIN QUE EL
PUDIERA VERLES, PORQUE QUANDO REGRESÓ LO ECHÓ
FUERA DE CASA PORQUE PORQUE PORQUE????? .ELLA
EMPEZÓ CONTESTANDO QUE LA CULPA NO ERA DE
ELLA.QUE UN DIA SE FUE AL MEDICO Y SU MEDICO LA
RECETÓ UNAS PASTILLAS CONTRA EL ESTRÉS .RESULTA
QUE ESAS PASTILAS LA CAUSABAN ALUCINACIONES.LO
QUE HACIA NO ERA ELLA.QUE HASTA AHORA SIENTE
QUE ALGO NO VA BIEN EN ELLA.QUE QUANDO SALIÓ DE
LA CASA DE SU AMIGA A LAS AFUERAS DE MADRID SE
FUE A LA CASA DE MUJERES MALTRATADAS.COMO
ESTABA TRISTE TODOS LOS DIAS LOS RESPONSABLES DEL
CENTRO LA ACONSEJARON DE VENIR A RECOGER A LOS
NIÑOS Y LLEVARLES AHÍ. SEGUÍ DECIENDO QUE EN EL
CENTRO ESA GENTE LA OBLIGABA TODAS LAS MAÑANAS
A TOMAR LA MEDICINA Y QUE ELLA NO ERA ENFERMA
AL PRINCIPIO OBEDECIA PERO SE DIO CUENTA QUE
QUERIAN QUEDARSE CON LOS DOS NIÑOS POR ESO
SALIÓ DE AHÍ CORRIENDO Y SE VOLVIÓ A CASA.Y QUE
LOS SERVICIOS SOCIALES LO ACONSEJARON DENUNCIAR
A SU MARIDO PARA QUE LA DAN UNA AYUDA CASA E
MAS.Y CONTÓ TAMBIEN QUE NO ESTABA ESCONDIDA
PORQUE LOS ANCIENOS DE LA IGLESIA QUE
FRECUENTABA JUNTOS SABIAN DONDE
ESTABAN.ANTOINE SE DIO CUENTA QUE ESA PARTE ERA
VERDAD PORQUE QUANDO PIDIÓ AYUDA ,NADIE QUISO
AYUDARLE EN TODA LA IGLESIA NINGUN MIEMBRO LO

ECHÓ UNA MANO.POR ESO HASTA AHORA ANTOINE NO SE LLEVA BIEN CON ALGUNOS MIEMBROS DE LA RELIGION.LA MUJER DE ANTOINE AQUELLA MAÑANA SIGUIÓ DEFENDIENDOSE DE TODO EL MAL QUE LO HABIA CAUSADO.HABLO DE MUCHAS COSAS INCOHERENTES DEFENDIENDO A SU HERMANO QUE NO ERA LA CAUSA DE SUS MALAS DECISIONES.EL AMIGO DE ANTOINE ESTABA PRESENTE Y LO ACONSEJO DE DEJARLA OTRA OPORTUNIDAD.ANTOINE HABLO TAMBIEN DE LOS PAPELES DEL DIVORCIO QUE RECIBIÓ Y PREGUNTÓ PORQUE QUERIA HACERLO.ELLA CONTESTÓ QUE NO FUE ELLA QUE PIDIÓ EL DIVORCIÓ QUE ERA LA GENTE DEL CENTRO QUE LA FORZARON HA HACERLO.ERA POSIBLE PORQUE ELLA NO ESTABA EN CONTACTO CON SU ABOGADO POR EL TEMA DEL DIVORCIÓ. ANTOINE YA TENIA SU ABOGADO Y LLEVO TODOS LOS PAPELES QUE LO PIDIÓ. LAS NOMINAS LOS RECIBOS DE CASA LA DECLARACION DE LA RENTA Y MAS PAPELEOS.LA FECHA ERA DENTRO DE DOS MESES LA PRIMERA VISTA CON LOS JUECES. PARECE QUE ELLA NI ESTABA AL CORRIENTE DE LA FECHA NI DE NADA.NO SABIA NI SIQUIERA QUE TENIA UN ABOGADO.NO TENIA ADEMAS DIRECCIÓN FIJA.IBA DE CASA EN CASA.ANTES DE VENIR A LA CASA DE ANTOINE SE FUE ANTES A DOS CASAS.UNOS AMIGOS QUE TENIAN EN COMÚN. ELLOS LA ACONSEJERON DE LLEVAR LOS NIÑOS A LA CASA DE SU PAPA

QUE ELLOS NO PODIAN HACER NADA PARA ELLA NI PARA LOS NIÑOS MIENTRAS SU PADRE VIVIA E ESTABA

DISPUESTO A ALBERGARLES.POR ESO NO TENIA MAS REMEDIOS QUE VOLVER A CASA.PERO ANTOINE SUPO ESA PARTE DE LA HISTORIA MESES DESPUES.HABLANDO DEL DIVORCIO ANTOINE SE ACUERDA QUE CUANDO SU MUJER DESAPARECIÓ CON LOS NIÑOS MESES ATRÁS,A LOS DOS MESES DE ESTAR SIN ELLOS SE FUE CON LA DENUNCIA A LOS JUZGADOS PARA INTENTAR VER LAS OPCIONES QUE HABIA PARA BUSCAR A SU MUJER.LA POLICIA SE NEGÓ A HACER CUALQUIER COSA DICIENDO QUE EL TENIA UNA DENUNCIA PREVIA DE MALTRATO DE SU MUJER POR ESO NO TENIAN LA OBLIGACIÓN DE DECIRLE DONDE ESTABA.ENTONCES CUANDO ANTOINE LLEGÓ A LOS JUZGADOS LO MANDARON A HABLAR CON UN ABOGADO QUE LO DIJO:"SI QUIERES QUE TE AYUDAMOS A VER A SU MUJER E A LOS NIÑOS TIENE DOS OPCIONES O PIDES LA SEPARACION O EL DIVORCIO. SON LAS UNICAS OPCIONES QUE TIENES PARA QUE EL JUEZ DA LA ORDEN PARA QUE LA POLICIA BUSCA A SU MUJER.ANTOINE SE NEGÓ A PEDIR NI EL DIVORCIO NI LA SEPARACIÓN. PERO CREO QUE A SU MUJER LO HICIERON LO MISMO Y CAYÓ EN LA TRAMPA PIDIENDO EL DIVORCIO SIN SU CONSENTIMIENTO. SIGUIÓ HABLANDO DICIENDO QUE LA DEJAS QUEDARSE QUE NO VA HACERLO MAS E ASI ASI ASI.ANTOINE LO DIJO VALE TE DOY UNA SEGUNDA OPORTUNIDAD PERO SI MOLESTA TE LLAMO LA POLICIA E TE ECHAN.SE LO DIO UNA COPIA DE LA LLAVE SE CASA.ANTOINE SALIO DE CASA CON SU MEJOR AMIGO.VOLVIO A LAS DOS DE LA TARDE Y SU MUJER HABIA ECHÓ LA COMIDA.HABIA ENCONTRADO

MALETAS E ELLA LA CONTÓ QUE SE FUE A LA CASA DE UNA AMIGA PARA RECUPERARLA.HABIA ROPA DENTRO DE ELLA Y DE LOS NIÑOS.ELLA HIZO UNOS ESPAGUETIS CON TOMATE QUE ERA MUY FEOS.SOLO LOS COMIÓ LOS NIÑOS.ERA UNA GRANDE COCINERA QUANDO ESTABA BIEN.AHORA COCINABA DE PENA.EL DIA SIGUIENTE DE VOLVER A VIVIR JUNTOS CON LOS NIÑOS COMO UNA FAMILIA NORMAL,HAY QUE ACLARAR QUE ANTOINE DORMIA EN EL SALÓN Y LA MUJER Y LOS NIÑOS DORMIAN EN LA HABITACION.SOLO ERA UN PISITO DE UNA HABITACION BAÑO Y COCINA. ENTONCES LLEGANDO A CASA EL SIGUIENTE DIA DE VIVIR COMO UNA FAMILIA,QUANDO ENTRÓ EN CASA ANTOINE SALUDÓ DICIENDO HOLA A TODOS. LOS NIÑOS CONTESTARON CON ALEGRIA Y VENIERON A ABRAZARLE.ERA LAS DIEZ Y SEIS HORAS DE LA TARDE.LA MUJER NO CONTESTÓ. LUEGO PASANDO UNOS MINUTOS DIJO A ANTOINE:""PORQUE QUIERES MATARME"".QUE TE PASA CONTESTÓ ANTOINE.HAS PUESTO VENENO EN LA COMIDA" PARA MATARME. QUÉ VENENO.LOS NIÑOS HAN COMIDO TAMBIEN NO?.EMPEZÓ LA DISCUSIÓN. ERA TREMENDO CON LOS NIÑOS DELANTE.PARA EVITARLO ANTOINE SALIÓ E ANTES DIJO A SU MUJER ""SI NO QUIERES VIVIR AQUÍ BÚSCATE OTRO LUGAR.SALIO.LLAMO A SU AMIGO E SE FUE DE PASEÓ CON EL.SE NOTABA QUE SU ESTADO MENTAL ESTABA MUY AVANZADO. NO PARABA DE ACUSARLE DE QUERER MATARLE. DOS HORAS MAS TARDE QUANDO LLEGO VÌ QUE LAS LUCES TENIA UN

COLOR AMARILLO. ANTOINE LA PREGUNTÉ QUE PASABA.ELLA DIJO QUE HABÍA ESPÍRITUS MALIGNOS EN LA CASA POR ESO HABÍA PINTADA CASI TODAS LAS LUCES CON EL RESTO DE PINTURA AMARILLA QUE HABIA EN EL CAJÓN DE LA COCINA.PINTO LAS DOS LUCES DE LA COCINA.LUEGO DOS DE LAS TRES LUCES QUE HABÍAN EN EL SALON HASTA PINTO LA LUCITA DEL CONTADOR ELÉCTRICO QUE HAY DETRÁS DE LA PUERTA DE LA ENTRADA.ERA TERIBLE. SE NOTA QUE LAS COSA NO FUNCIONABA BIEN.HASTA LOS NIÑOS TENIAN MIEDO DE ELLA.ERAN MUY PEQUEÑOS.NO SE ENTERABAN EXACTAMENTE DE LO QUE PASABA PERO SABIAN QUE PASABA ALGO.PERO UNA MADRE ES UNA MADRE Y SOLO HAY UNA.EN LA HABITACIÓN TAMBIÉN LA BOMBILLA ESTABA PINTADA DE AMARILLO.LLAMÒ A SU AMIGO E LO PIDIÓ CONSEJO.COMO ERA DE NOCHE SE CALMÓ POR EL BIEN DE LOS NIÑOS Y DE LOS VECINOS.EL DIA SIGUIENTE PRONTO ANTES DE IR AL TRABAJO LIMPIÓ LAS BOMBILLAS.ELLA SALIÓ Y DIJO QUE NO PODIA LLEVAR LOS NIÑOS AL COLE PORQUE LO HA SALIDO UN TRABAJO.ENTONCES DESDE AQUEL MOMENTO ANTOINE LLEVABA LOS NIÑOS AL COLÉ ANTES DE IR AL TRABAJO.ALGUNAS TARDES NO IBA A RECOGERLES.EL ACUERDO ERA EL SIGUIENTE EL LLEVABA LOS NIÑOS AL COLÉ E ELLA LES RECOGÍA. PERO COMO ERA COMO ERA ANTOINE SE CONFORMABA.IBA A RECOGERLES TAMBIEN.NO HACIA LA COMIDA NI LAVABA A LOS NIÑOS NORMAL ELLA CASI NO SE LAVABA. OLÍA MAL. SE VESTIA MAL TAMBIEN TODO LO

QUE HACIA QUANDO ERA NORMAL YA NO LO HACIA.ANTOINE SE ACUERDO DE UNA NOCHE.ERA LA UNA DE LA NOCHE ESCUCHÓ UN RUIDO QUE VENIA DE LA COCINA.SE LEVANTO Y ENCONTRÓ A SU MUJER TIRANDO TIDA LA COMIDA EN LA BASURA.QUE HACES LO DIJO ANTOINE ELLA CONTESTÓ DICIENDO QUE HABIA VENENO EN LA COMIDA.LLORANDO MIRA MI CUERPO DECIA POR EL VENENO QUE ME DAS EN LA COMIDA ME SIENTO MAL.TODO LOS DIAS HABLANDO DE ENVENENAMIENTO ACUSANDO A ANTOINE DE QUERER MATATLE PINTANDO TODAS LAS BOMBILLAS DE CASA HABLANDO DE ESPÍRITUS MALIGNOS. ERA MUY DIFÍCIL PARA ANTOINE Y SUS HIJOS DE SEGUIR VIVIENDO CON ELLA.SU ENFERMEDAD MENTAL IBA DE MAL A PEOR.UN DIA LLEGARON DOS ANCIENOS DE LA IGLESIA QUE FRECUENTABAN PARA INTENTAR AYUDARLES.ELLA EMPEZÓ ACUSANDO A ANTOINE DE QUERER MATARLA.TODOS SABÍAN QUE ESTABA MAL.LA ACONSEJARON A IR A VER A UN MEDICO.EMPEZÓ A LEVANTAR LA VOZ DICIENDO QUE ESTABA BIEN QUE NO ESTABA ENFERMA E QUE ELLA MISMA ESTABA UNA PSIQUIATRÍA QUE NO NECESITABA VER A UNO PORQUE ELLA ERA UNA PSIQUIATRÍA. TODOS QUEDARON ATÓNITOS. DESPUES DE LA CHARLA HICIERON UNA ORACIÓN. QUANDO ANTOINE LES ACOMPAÑÓ EN LA CALLE DONDE ESTABA APARCADO SUS COCHES ELLOS LO PREGUNTARON PORQUE EL NO BUSCA UNA MANERA DE AYUDARLA.

DESDE AQUEL INSTANTE EMPEZÓ A BUSCAR UNA MANERA DE AYUDARLA.TENIA UNO DE SUS AMIGOS QUE TENIA UNA ENFERMEDAD MENTAL.LO DIO UNOS CONSEJOS.COMO NO QUERIA IR A VER A UN PSIQUIATRÍA DE SU PROPRIA VOLONTAD TENIA QUE INHABILITARLA PARA QUE EL DA LA ORDEN DE INGRESO A UN CENTRO PSIQUIÁTRICO. LA VIDA EN LA CASA ERA INSOSTENIBLE. POR SU PROPRIO BIEN E DE LOS NIÑOS TENIA QUE HACER ALGO.CADA SEMANA LLAMABA A LA POLICIA QUANDO EMPEZABA A TIRAR LA COMIDA A GRITAR A PEGAR A LOS NIÑOS ETC.LA POLICIA TUVO QUE INTERVENIR QUINCE VECES EN TRES SEMANAS QUE ESTABAN VIVIENDO EN CASA COMO UNA FAMILIA NORMAL.LA VECINA DE AL LADO LLAMO DOS VECES A LA POLICIA CUANDO OÍ LOS NIÑOS GRITAR.LA POLICIA LES AVERTIERON QUE SI NO PARABA DE HACER JALEOS LES QUITARIAN LOS NIÑOS.PORQUE LOS NIÑOS NECESITAN UN BON LUGAR DONDE CRECER.ERA UNA URBANIZACIÓN DE VARIOS PISOS.LOS VECINOS NO LES AGUNTABAN.HICIERON UNA REUNIÓN DE LOS VECINOS PARA INTENTAR ARREGLAR AQUEL ASUNTO.DOS DIAS DESPUES LA CASERA LLAMÓ A ANTOINE PARA DECIRLE EL MALESTAR DE TODOS LOS VECINOS DE LA COMUNIDAD. SI SEGUÍA ASÍ TENIA QUE DEJAR EL PISO PORQUE LOS VECINOS QUERIAN DENUNCIAR A ANTOINE POR TODO EL JALEO QUE MONTA CON SU FAMILIA .NINGÚNO SABIA LO QUE PASABA REALMENTE.ELLA POR LA ENFERMEDAD QUE PADECÍA. TENIA LA FECHA DEL JUZGADO DE INSTRUCCIÓN PARA EL DIVORCIO QUE

PIDIÓ. A PARTIR DE AHÍ QUEDABA QUATRO DIAS.ENTONCES ANTOINE INTENTO TRANQUILIZAR A LA CASERA DICIENDOLA QUE DENTRO DE QUATRO DIAS TODO ACABARÍA.AL TERCER DIA ANTES DE VER AL JUEZ DE INSTRUCCIÓN,ANTOINE DESPUÉS DE DESPERTARSE SE ARREGLO COMO DE CUSTUMBRES PARA LLEVAR LOS NIÑOS AL COLÉ PERO AQUEL MAÑANA TENIA QUE IR PRIMERO AL OFICINA PARA CARGAR LA RUTA DE TRABAJO .QUANDO SALIÓ SU MIJER LO PREGUNTÓ DONDE IBA.ANTES HABIA LLAMADO A SU MEJOR AMIGO PARA QUEDARSE CON LOS NIÑOS MIENTRAS IBA A RECOGER EL TRABAJO.ENTONCES SU MUJER SEGUÍA EN CASA.NORMALMENTE SOLÍA SALIR MAS PRONTO QUE EL.LLEGO SU AMIGO E SE SENTÓ MIENTRAS ANTOINE SALÍA DE CASA.YA CASI NO SE HABLABAN SOLO COSAS RELATIVAS A LOS NIÑOS.EL NO LO PREGUNTÓ PORQUE NO SALÍA SI SEGUÍA CON SU TRABAJO O NO.CUANDO SALIÓ DE LA CASA SU MUJER LO SIGUIÓ PREGUNTANDOLE DONDE IBA.ANTOINE LO CONTESTO QUE IBA AL OFICINA A RECOGER EL TRABAJO.ELLA DIJO QUE ANTOINE LO ESTABA MINTIENDO QUE NO QUERIA LLEVAR LOS NIÑOS AL COLEGIO.ANTOINE DIJO QUE NO.QUE LES LLEVARIA.LA MUJER EMPEZO A SEGUIRLE EN TODAS PARTES COMO

UN ROBOT.AL METRO ESTABA SENTADA A SU LADO.LUEGO LLEGÓ AL OFICINA Y ELLA ENTRÓ TAMBIEN.QUANDO VI ESTA SITUACIÓN QUE ELLA ESTABA A UN GRADO MUY ELEVADO DE ENFERMEDAD

DIJO A SU JEFE QUE NECESITABA DOS DIAS QUE TENIA
UN ASUNTO FAMILIAR URGENTE QUE RESOLVER.SU JEFE
NEGO DARLE DOS DIAS SOLO LO DIO UN DIA PARA
ARREGLAR SUS PROBLEMAS.VOLVIO A CASA SE CAMBIO
CON LA ROPA DE CALLE.COGIÓ LOS NIÑOS QUE ESTABAN
LISTOS PARA EL COLÉ. EL LOS DOS NIÑOS SU MEJOR
AMIGO E SU MUJER SE FUERON TODOS A ACOMPAGNAR
A LOS NIÑOS A COLÉ. DESPUES DEL COLÉ ANTOINE TENIA
CITA CON SU ABOGADO.LO HABIA LLAMADO EL DIA
ANTERIOR PARA PREGUNTARLE LAS SOLUCIONES QUE
HABIA QUE TOMAR PARA AYUDAR A SU MUJER.ERAN
ANTOINE SU MEJOR AMIGO QUE LE ACOMPAÑABA Y LO
AYUDABA SU MUJER SALIAN LOS TRES DE COLE DESPUES
DE DEJAR A LOS NIÑOS AL COLÉ. EL PLAN DE ANTOINE
ERA DE ESCAPARSE DE SU MUJER QUE DESDE LA
MAÑANA LO SEGUÍA EN TODAS PARTES. TENIA QUE
LLEGAR AL DESPACHO DE SU ABOGADO SIN SU
MUJER.EN EL METRO A SEIS PARADAS DEL COLÉ
CAMINO A CASA QUANDO LLEGO EL METRO EN LA
PARADA DE CASA ANTOINE FINGIÓ DE SALIR DEL METRO
E COMO HABIA MUCHA GENTE EN AQUEL MAÑANA
DESPISTÓ A SU MUJER Y VOLVIÓ A SUBIR EN EL
METRO.SU AMIGO TAMBIEN BAJO DEL METRO.EL
TAMPOCO NO TENIA IDEA DEL PLAN DE ANTOINE.
ANTOINE SIGUIÓ SU CAMINO SOLO HASTA EL DESPACHO
DE SU ABOGADO.QUANDO LLEGO AHÍ PRIMERO
HABLARON DE LOS QUE DIRAN DELANTE DEL JUEZ EN EL
CASO DEL DIVORCIO.TARDARON CASI UNA HORA PARA
HABLAR DE LA STRATEGIA LUEGO HABLARON DE COMO

AYUDAR A SU MUJER.LA OPCIÓN ERA DE INHABILITARLA PARA QUE ANTOINE TOME LA DECISIÓN DE MANDARLA A VER A UN PSIQUIATRÍA. DE SU PROPIA VOLONTAD NO QUERIA IR.LO DIO MUCHOS CONSEJON INCLUSO DE PARDONARLA PARA SEGUIR VIVIENDO COMO MATRIMONIO.ERA UN MUY BUEN ABOGADO.LO ACONSEJO DE IR A LA CONSEJERIA DE LA FAMILIA.ERA A CINCO PARADAS DEL METRO DE AHÍ. SE DESPIDIÓ DE SU ABOGADO.TENIAN JUICIO DENTRO DE DOS DÍA PARA EL DIVORCIO.LLAMO A SU AMIGO NADA MAS SALIR DEL DESPACHO DE SU ABOGADO.SE CITARON DIRECTAMENTE AHÍ DELANTE DE LA CONSEJERIA DE LA FAMILIA.QUANDO LLEGARON AHÍ SUBIERON A LA TERCERA PLANTA.ANTOINE EXPUSO SU CASO DELANTE DEL FUNCIONARIO QUE LO RECIBIÓ AMABLEMENTE.DESPUES DE CONTARLE SU CASO Y LO QUE ESTABA VIVIENDO EN CASA CON DOS NIÑOS PEQUEÑOS TUVO PENA DE EL.COGIÒ UN LAPIZ Y UN PAPEL E ESCRIBIO EL NOMBRE Y LA PLANTA DE LA PERSONA QUE TENIA QUE VER.ESA PERSONA ESTABA EN EL MISMO EDIFICIO PERO UNA PLANTA MAS ARRIBA. AGRADECIÓ A AQUEL SEÑOR E SE MARCHÓ SIGUIENDOLE SU MEJOR AMIGO.QUANDO LLEGO A ESA PLANTA PREGUNTÓ POR AQUELLA PERSONA.SE LO LLEVARON AHÍ. DESPUES DE SALUDAR VOLVIÓ DESDE ZERO A CONTARLE SU CASO DURANTE MAS DE MEDIA HORA INTERRUMPIENDO SOLO PARA HACER UNAS PREGUNTAS DE PRECISION.DESPUES SEGUÍA ANTOINE HASTA TERMINAR.AQUEL SEÑOR SE LEVANTO Y ENTRÓ

EN UNA OFICINA CREO QUE ERA EL DESPACHO DE LA JEFA DE TODOS EL DEPARTAMENTO .DESPUES DE DIEZ MINUTOS SALIÓ LA MUJER Y HIZO A ANTOINE DOS PREGUNTAS.""¿ELLA SE NIEGA A VER A UN PSIQUIATRÍA E SIGUE VIVIENDO CON DOS NIÑOS PEQUEÑOS?"ANTOINE CONTESTO QUE SI.LA SEGUNDA PREGUNDA IBA DE PARE CON LA PRIMERA.""¿TU CREÉIS QUE ELLA ESTA EN CASA AHORA PARA MANDAR UNA AMBULANCIA PARA QUE LA INGRESAN?""ANTOINE CONTESTO QUE NO.QUE AHORA SEGURAMENTE HABIA SALIDO.LA MUJER HABLABA CON AUTORIDAD E CON CONFIANZA E PERSONA SABIENDO LO QUE DICE.PARECIA QUE YA HABIA RESUELTO CASOS SIMILARES. LO DIO UN PAPEL E DIJO A ANTOINE DE LLEVARLO AL PSIQUIATRÍA DEL CENTRO DE SALUD CERCA DE SU DOMICILIO. SALIÓ CORRIENDO CON SU AMIGO DEL AQUEL LUGAR.IMPRESIONANTE.DESDE QUE EMPEZÓ CON ESE ASUNTO ERA LA PRIMERA VEZ QUE UNA PERSONA LO TOMABA EN SERIO.MUCHOS SE BURLARON DEL EN TODOS LOS SITIOS QUE HABIA LLEGADO CON ESE ASUNTO.PRIMERO EN LA IGLESIA QUE FRECUENTABA LUEGO EN LA ESCUELA DE LOS NIÑOS LUEGO EN EL HOSPITAL.

DESPUÉS DE SALIR DEL AQUEL LUGAR SIGUIÓ LAS RECOMENDACIONES DE AQUELLA SEÑORA SE FUE INMEDIATAMENTE AL HOSPITAL PSIQUIÁTRICO. EN LA RECEPCIÓN ENTREGÓ LA CARTA AL PERSONAL DE RECEPCIÓN. LA LEYÓ EN UN PART DE MINUTOS Y DIJO A

ANTOINE DE ESPERAR UN PART DE MINUTOS .LA RECEPTIONISTA SE LEVANTÓ Y SALIO DE LA SALA.UNOS MINUTOS DESPUÉS VOLVIÓ Y DIJO A ANTOINE DE IR A LA SALA DE AL LADO. LLAMO CON LOS DEDOS EN LA PUERTA ERA SEMI ABIERTA.ENTRA DIJO LA SEÑORA ERA LA DIRECTORA DEL CENTRO DE SALUD. QUANDO ENTRÓ EN LA SALA LA SEÑORA LO HIZO SENTAR.TENIA LA CARTA EN LA MANO DIJO A ANTOINE DE CONTARLE TODO DESDE EL PRINCIPIO.ANTOINE EMPEZÓ A CONTARLE DESDE EL PRINCIPIO. LAS VOCES QUE ESCUCHABA LAS VISIONES LAS PESADILLAS QUE TENIA DORMIENDO COMO LO ACUSABA DE QUERER MATARLA COMO LLAMO LA POLICIA HASTA DOS VECES Y LO METIERON AL CALABOZO COMO DESAPARECIO CON LOS DOS NIÑOS DURANTE QUATRO MESES ESCONDIDA SIN RASTRO.HABLO TAMBIEN DE COMO LO ECHÓ DE CASA TUVO QUE ALQUILAR UNO PARA EL.COMO LA LLAMABA TODAS LAS NOCHES DICIENDO QUE LO PASABA ALGO PERO NO SABÍA LO QIE ERA COMO LA ECHARÁN DE CASA POR IMPAGOS COMO LA RECOGIÓ DE CASA QUANDO ESTUVO VIVIENDO CON LOS NIÑOS EN EL SITIO DE PERSONAS SIN TECHO.COMO PINTABA LAS BOMBILLAS DE CASA DICIENDO QUE HABIA ESPÍRITUS. COMO LLAMO LA POLICIA EN CASA MAS DE DOCE VECES HASTA QUE LA CASERA LO DIERA UN PREAVISO DE DESAHUCIOS POR MOLESTIAS GRAVES A LA COMUNIDAD DE VECINOS ETC ETC ETC CASI MAS DE UNA HORA CONTANDO A LA DIRECTORA LO QUE PASABA.ANTOINE CONCLUYÓ DICIENDO QUE ERA LA

MADRE DE SUS HIJOS E QUE SU DEBER ERA AYUDARLA E QUE NECESITABA AYUDA MEDICA.ELLA MISMA NO QUERIA IR POR ESO HA VENIDO.ERA TREMENDO LA SEÑORA TOMO NOTAS HASTA CANSARSE.

HIZO UN PAPEL FIRMADO E DIJO A ANTOINE""ESCUCHAME MUY BIEN.QUANDO LLEGAS A CASA ASEGÚRATE DE APARTAR LEJOS A LOS NIÑOS LUEGO LLAMA A ESTE NUMERO ES DE LA AMBULANCIA .ASEGÚRATE QUE ESTÉ EN CASA ANTES DE LLEGAR Y QUE NO SALGAS ELLA HASTA QUE LLEGUEN.CUANDO LLEGO ERA LAS DIEZ Y OCHO DE LA TARDE. ESTABA EN CASA CON LOS DOS NIÑOS. ANTOINE ENTRÓ EN CASA CON SU MEJOR AMIGO.HIZO UN HUEVO FRITO.COMIÓ RÁPIDO Y PREGUNTO A LOS NIÑOS LOS QUE DESEEN. LOS NIÑOS LES CONTESTÓ QUE QUERIAN CHUCHES. LES DIJO ENTONCES QUE SE VAYAN A COMPRARLOS AL CHINO DEL BARRIO.ELLA ESTABA EN LA HABITACION ARREGLANDO ROPAS.CUANDO SALIERON ANTOINE LLAMÓ AL AMBULANCIA.EL SEÑOR QUE COGIÓ EL TELEFONO LO PIDIÓ EL NOMBRE E EL NUMERO DE COLEGIADO.DESPUES DE OIRLOS DIJO A ANTOINE QUE TARDARAN UN PAR DE MINUTOS.DIJO A SU AMIGO DE IR AL PARQUE DE AL LADO CON LOS NIÑOS PARA QUE NO VEAN COMO SE LLEVAN A SU MADRE.MEDIA HORA MAS TARDE LLEGARON EL AMBULANCIA Y LA POLICIA.ENSEÑO LA CARTA AL CHOFER DE LA AMBULANCIA. LO SACO LA FOTO LA POLICÍA.PIDIERON TAMBIEN A ANTOINE SU D.N.I.ENTRO PRIMERO

ANTOINE EN SU CASA LUEGO ELLA VI A LA POLICIA E LA GENTE DEL AMBULANCIA .ELLA NO PUSO RESISTENCIA QUANDO EL MEDICO LA DIJO DE ACOMPAÑARLA ELLA PREGUNTÓ PORQUE .EL MEDICO LO DIJO QUE AHÍ SE LO EXPLICARÁN. NO QUERIA ENTRAR EN LA AMBULANCIA A LA PRIMERA LUEGO SE METIÓ EL AGENTE DE LA POLICIA QUE LA AVISO QUE SERÁ POR LAS BUENAS O LAS MALAS.QUANDO HABLÓ EL AGENTE ELLA SE ASUSTÓ UN POCO E SALIÓ DE CASA DELANTE DEL CONDUCTOR DE AMBULANCIA .LA METIERON DENTRO CON AYUDA DE LOS MÉDICOS. LUEGO DIJERON A ANTOINE EN QUE HOSPITAL LA LLEVABAN.DESPUÉS DE HABER LLEVÁNDOLA LLAMÓ A SU AMIGO PARA QUE VUELVA A CASA CON LOS NIÑOS.QUANDO LOS NIÑOS LLEGARON LES CONTÓ QUE MAMA SE HABÍA IDO AL HOSPITAL QUE NO SE ENCONTRABA BIEN.EL HIJO LO COMPRENDO PORQUE EL SABIA QUE SU MADRE NO ESTABA BIEN.LA NIÑA AL CONTRARIO NO LE INTENDIO MUY BIEN PERO PREGUNTÓ A ANTOINE SI SU MADRE VA HA TARDAR MUCHO.ANTOINE DIJO QUE DEPENDERA DEL MEDICO.ERA LAS DIEZ Y NEUVE HORAS DE LAS TARDE.LES DUCHO LES HIZO LA CENA Y MIENTRAS ESTABAN CENANDO ERA CASI LAS OCHO DE LA TARDE SU MOVIL SONÓ ERA SU ABOGADO QUE LLAMABA.EL ABOGADO LO CONTÓ QUE EL JUICIO QUE TENIA EL DIA SIGUIENTE ESTABA ANULADO POR EL JUEZ QUE DIJO QUE COMO LA MUJER ESTABA INGRESADA EL JUICIO POR EL DIVORCIO NO PODIA CELEBRARSE SIN LA PERSONA QUE LO PIDIO.ERA LOGICO ESA DECISIÓN.

BIEN EL ABOGADO LE PREGUNTÉ QUE HABIA PASADO E
EN MEDIA HORA LO CONTÓ LA HISTORIA.ESE CONCLUYÓ
DICIENDO QUE SEA FUERTE Y QUE LO MANTENDRÁ
INFORMADO DE CUALQUIERA COSA.ESE ABOGADO ERA
BUENA GENTE MAYOR DE CASI SESENTA AÑOS. SIEMPRE
HABIA QUERIDO QUE ANTOINE SE RECONCILIARA CON
SU MUJER POR EL BIEN TAMBIEN DE LOS NIÑOS QUE
ERAN PEQUEÑOS.DESPUES DE COLGAR CON EL
ABOGADO ANTOINE RECIBIÓ OTRA LLAMADA ESTA VEZ
DEL HOSPITAL.ERA CASI LAS NUEVE DE LA NOCHE.EL
MEDICO DE GUARDIA LO DIJO QUE DESPUES DE
EXAMINAR A SU MUJER NO ESTABA BIEN QUE LA VAN A
INGRESAR A UNA HABITACIÓN HASTA QUE MAÑANA
POR LA MAÑANA VENGA LA DOCTORA.ERA YA LAS DIEZ
Y MEDIA.DESPUES DE LA CENA LLEVÓ LOS NIÑOS A LA
CAMA.HABLO CON SU AMIGO PARA EL COLÉ. AVECES
ANTOINE TENIA MUCHA CARGA DEL TRABAJO.DIJO A SU
AMIGO SI PODÍA AVECES RECOGER A SUS HIJOS EN LOS
RAROS CASOS QUE NO PODÍA. SU MEJOR AMIGO DIJO
QUE SI .ESTABA DISPONIBLE PARA ECHARLE UNA
MANO.SIGUIO DICIENDO QUE EN LOS CASOS QUE NO
PODÍA HABLARA CON OTROS CHICOS AFRICANOS PARA
QUE LO DAN UNA MANO.EL DIA SIGUIENTE COMO DE
CUSTUMBRES SE LEVANTO SE DUCHO DESAJUNO SE
PUSO LA ROPA DEL TRABAJO DESPUÉS DESPERTÓ A LOS
NIÑOS E LES HIZO LE MISMO.DUCHA DESAYUNO ROPA E
CAMINO AL COLE.POR LA TARDE DESPUÉS DEL TRABAJO
LES RECOGIÓ Y LES LLEVÓ A CASA.ANTES SE PARO A UN
SUPERMERCADO PARA HACER UNAS COMPRAS.POR LA

MAÑANA RECIBIÓ LA LLAMADA DE LA MÉDICO QUE LO PREGUNTÓ LO QUE PASABA A SU MUJER. ANTOINE CONTÓ TODA LA HISTORIA. LA DOCTORA LO PREGUNTÓ POR SU DISPONIBILIDAD. ANTOINE DIJO QUE DESPUES DEL TRABAJO PODIA PASAR PERO LA DOCTORA DIJO QUE TENIA QUE PASAR EL DIA SIGUIENTE A LA UNA DEL MEDIODÍA. ERA UN POCO DIFÍCIL PERO ACEPTÓ ESA CITA. AQUEL DIA DE LA CITA SE LEVANTÓ PRONTO PARA IR A TRABAJAR PORQUE EL DIA ANTERIOR HABÍA HABLANDO CON SU AMIGO PIDIENDOLE SU AYUDA PARA LLEVAR E RECOGER LOS NIÑOS AL COLÉ. AQUEL DIA TRABAJÓ MUY RÁPIDO PARA LLEGAR A TIEMPO A LA CITA CON LA DOCTORA. CUANDO LLEGÓ AL HOSPITAL SU CUÑADO ESTABA SALIENDO. NO SE SALUDARON. DESDE QUE TUVO PROBLEMA CON SU HERMANA DESAPARECIÓ DE LA CASA NI LO DEVOLVIÓ EL JUEGO DE LA LLAVE DE LA CASA QUE ESTABA EN SU POSESIÓN. NI DIJO ADIOS A ANTOINE. UN DIA DESPUÉS DE SALIR DE LA CASA ANTOINE LO VOLVIO A VER QUATRO MESES DESPUES. ERA EN LA IGLESIA. NO SABIA LO QUE VENIA A HACER. AHI TAMPOCO NO SE SALUDARON. DESDE AQUEL MOMENTO HASTA EN EL HOSPITAL CUANDO SE CRUZARON PASÓ COMO SEIS MESES SIN VERSE NI HABLARSE. SI ESTABA EN EUROPA ERA GRACIAS A ANTOINE. NO VENÍA NI PARA AYUDAR A ANTOINE PARA CUIDAR DE LOS NIÑOS QUE SON SUS SOBRINOS. NINGUN GESTO DE SU PARTE. LA UNICA COSA QUE HABLARON ERA LA PRIMERA VEZ QUANDO ANTOINE SALIÓ DEL CALABOZO LA PRIMERA VEZ QUE SU MUJER LO HIZO

UNA FALSA DENUNCIA ,AQUEL DIA SU CUÑADO PARECIA AFECTADO POR EL ACTA MEZQUINO DE SU HERMANA DICIENDO QUE SI HUBIERA SIDO AHÍ AQUEL JUEVES POR LA NOCHE NO SE PASARIA ASI DIJERIA A LOS AGENTES QUE SU HERMANA HABIA MENTIDO.DESDE AQUEL DIA JAMAS SE HABIAN HABLADO.EN EL HOSPITAL ANTOINE SE FUE A LA RECEPCIÓN E DIO EL NOMBRE DE SU MUJER.LO DIERON EL NUMERO DE LA PLANTA DE PSIQUIATRÍA DONDE ESTABA INGRESADA .QUANDO LLEGO EN LA PLANTA HABIA DOS PUERTAS LA PRIMERA SE PODIA PASAR PERO LA SEGUNDA ESTABA CERRADA HABIA UN TIMBRE AL LADO Y UN CARTEL CON UNAS NOTAS INFORMATIVAS PARA LOS FAMILIARES DE LOS PACIENTES Y LOS VISITANTES.ANTOINE LLAMO AL TIMBRE CONTESTÓ UNA SEÑORA DICIENDO "EN QUE LO PUEDO AYUDAR? VENGO A VISITAR A MI MUJER E TENGO UNA CITA CON EL PSIQUIATRÍA. PASANDO UNOS MINUTOS SE ESCUCHÓ COMO SE ABRIA LA PUERTA E SALIÓ UNA SEÑORA PREGUNTANDO EL NOMBRE DEL PACIENTE Y QUE NO TENIA QUE ENTRAR CON COSAS PROHIBITAS NI SE PUEDE HACER FOTOS NI GRABAR VOCES.ENTRO.ERA UN PASILLO GRANDE CON LAS HABITACIONES EN LOS DOS LADOS CON NUMEROS EN LAS PUERTAS.

HABÍA UNA RECEPCIÓN EN EL MEDIO DEL PASILLO. HABIA PANTALLAS DE CAMARAS TELÉFONOS TRES SEÑORAS SENTADAS EN EL PASILLO HABIA PACIENTES QUE IBA E VENIA EN CADA SENTIDO.ENFRENTE DE LA

RECEPCIÓN HABIA UNA SALA DE RECREO CONUNA TELEVISIÓN EN LA PARED.HABIA UNOS PACIENTES SENTADOS AHÍ MIRANDO LA TELÉ

.QUANDO LLEGO SU MUJER ESTABA EN LA SALA E QUANDO ELLA VÌ A ANTOINE SE LEVANDO CORIENDO E LO ABRAZO CON UN BESO EN LA BOCA COMO UN MATRIMONIO NORMAL.EMPEZABAN HA HABLAR.ANTOINE LO PREGUNTÓ POR SU SALUD ELLA DIJO QUE ESTABA BIEN QUE NO ERA ENFERMA QUE SE ENCUENTRABA BIEN QUE QUERIA IR A CASA PARA CUIDAR DE SUS NIÑOS.HABLANDO LA SEÑORA DE LA RECEPCIÓN LES INTERRUMPIÓ DICIENDO A ANTOINE QUE LA DOCTORA LES ESTABAN ESPERANDO EN SU OFICINA.CUANDO ENTRARON ESTABA TRES PERSONNAS.LA PRIMERA ES LA DOCTORA LA QUE LES SALUDO PRIMERO CON LA MANO.LA MUJER DE ANTOINE YA LA CONOCÍA. DESPUES DE SALUDAR A ANTOINE LA PRESENTÓ A LOS RESTOS DE LOS ASISTENTES.EL DOCTOR TEL LA DOCTORA TEL E EL DOCTOR TEL ERAN TRES PERSONAS MAS LA DOCTORA EN JEFE COMO ANTOINE LO LLAMABA.ANTOINE SE PRESENTÓ TAMBIEN E LA DOCTORA EN JEFE LO PREGUNTÓ LO QUE PASABA .DESPUES DE UNA HORA CONTANDO Y MIENSTRAS CONTABA SU MUJER L'INTERUMPIA AVECES DICIENDO QUE ERA MENTIRA QUE ERA FALSO QUE NO ESTABA ENFERMA ETC ETC.LA DOCTORA INTERVINO TAMBIEN HACIENDO LAS PREGUNTAS A LOS DOS.QUANDO LLEGARON AL TEMA

DEL EVENENAMIENTO LA DOCTORA PREGUNTÓ A SU MUJER PORQUE PENSABA QUE ANTOINE QUERIA SU MUERTA NO SUPO DECIR LAS RAZONES PORQUE PINTABA LAS BOMBILLAS E TODOS LOS FOCOS DE LUCES? OTRAS PREGUNTAS QUE LA DOCTORA LA HACÍA Y OTRA VEZ NO DABA LAS RAZONES PORQUE LAS HACIAS.SIGUES QUERIENDO A TU MUJER? LA PRESENTÓ LA DOCTORA.ANTOINE CONTESTÓ QUE SIEMPRE.QUE SIEMPRE LA HABIA QUERIDO SIEMPRE LA HABIA CUIDADO QUE NO QUERIA QUEDARSE CON LOS NIÑOS.QUE QUERÍA QUE SU MUJER CUIDARA A SUS HIJOS PERO TENIENDO TODAS LAS FACULTADES MENTALES POR ESO LA LLEVÓ POR LA FUERZA SI PODEMOS DECIR ESO PORQUE NO QUERÍA IR DE SU PROPRIA VOLONTAD.DESPUES DE DOS HORAS HABLANDO LA DOCTORA DIJO QUE ELLA SE QUEDARA UN PAR DE DIAS MAS PARA AVERIGUAR LO QUE PASABA A SU MUJER E QUE ES PRONTO CASI DOS DIAS QUE ESTA CON ELLOS.SE DESPIDIÓ DE LA DOCTORA E DU SUS COLABORADORES. SALIÓ FUERA DE LA SALA CON SU MUJER.ESTABAN EN EL PASILLO HABLANDO.ANTOINE LO DIJO SI TOMABA LAS PASTILLAS QUE LA DABAN.ELLA DIJO QUE SI PERO NO SE SIENTE ENFERMA.ANTOINE NO QUISO RECORDARLA LA DE GRITAR EN LOS SUEÑOS DE PINTAR BOMBILLAS ETC..ETC..NO LO RECORDÓ ESO PARA DESPEDIRSE BIEN EN EL HOSPITAL SIN PELEAS.SE BESARON EN LA BOCA COMO DOS PAREJAS ENAMORADOS E SE DESPIDIÓ DE ELLA Y DE LOS MEDICOS UNA ENFERMERA LE ACOMPAÑO HASTA LA

PUERTA LA ABRÍ LAS DOS CERRADURAS Y SALIO.LA VOLVIÓ A CERRAR DETRÁS DEL Y SALIÓ DEL HOSPITAL.ESTABA CONFUSO E DESANIMADO LLEVABA TRES AÑOS CON LA MISMA HISTORIA.SE PREGUNTABA SI ACABARA ALGÚN DÍA.PERO TENIA LA FE EN DIOS QUE UN DIA SE ACABARA SINON SEGUIRA LUCHANDO HASTA FINAL POR SU BIEN E LA DE SU FAMILIA. SUS NIÑOS SOBRETODO..ERA CASI LAS TRES MENOS QUARTO YA NO TENIA GANAS DE SEGUIR TRABAJANDO.MENOS MAL QUE HIZO TODO LO GORDO DEL TRABAJO EL DIA ANTERIOR A LA CITA.LO QUEDABA TRES FINCAS SE FUE AHÍ LES TERMINÓ SE FUE AL OFICINA DESCARGÓ EL TRABAJO Y LUEGO LLAMÓ A SU AMIGO .EL YA ESTABA CAMINO A CASA CON ELLOS.HABIAN SALIDO DEL COLÉ. LO DIJO QUE SE ENCONTRARON EN CASA QUE PODIA EL PARAR UN POCO AL PARQUE CON ELLOS PARA DARLE TIEMPO DE PREPARAR LA CENA.OK CONTESTÓ EL.ANTOINE LLEGÓ A CASA ERA YA LAS CINCO DE LA TARDE. SE DUCHO E EMPEZÓ A HACER LA CENA.PATATAS FRITAS CON POLLO FRITO Y KETCHUP Y SALCHICHAS. CON UN POCO DE MAYONESA.ERA EL PLATO PREFERIDO DE SUS NIÑOS.

QUANDO LLEGARON ERA YA LAS DIEZ Y NUEVE HORAS DE LA NOCHE. LES DUCHO LES SIRVIÓ LA CENA A ELLOS DOS Y A SU FIEL AMIGO.EL TAMBIEN SE SIRVIÓ. COMIERON DESPUES DE HACER UNA ORACIÓN.

DESPUES DE COMER SE LIMPIARON LOS DIENTES E SE FUERON EN LA CAMA. DESPIDIÓ TAMBIEN A SU AMIGO

QUE SE FUE A SU CASA TAMBIEN.ANTOINE SE QUEDO SOLO EN EL SALON PENSANDO COMO VA HA SALIR OTRA VEZ DE ESA.A LAS DOCE Y MEDIA DE LA NOCHE LO ENTRO EL SUEÑO E SE TUMBÓ AL SOFÁ.EL DIA SIGUIENTE ERA VIERNES SE FUE EL MISMO ESCENARIO SE LEVANTÓ PRONTO PARA PREPARASE PARA EL TRABAJÓ LUEGO DESPIERTA A LOS NIÑOS DUCHA DESAJUNO E AL COLÉ DESPUES EL TRABAJO.LUEGO CUANDO TERMINA EL CURÓ SE VA HA RECOGER A LOS CHABALES Y LUEGO SE VA A CASA.DURANTE AQUEL DIA DEL VIERNES LLAMÓ A LA DOCTORA PARA PREGUNTARLE SI PODIA VENIR EL SABADO A VISITARLA.DIJO QUE SI.PERO NO PODIA ENTRAR CON LOS NIÑOS.SU MEJOR AMIGO NO TENIA TIEMPO AQUEL SABADO ENTONCES ANTOINE PIDIÓ AYUDA A SU COMPAÑERO DE TRABAJO QUE TENIA COCHE.ACEPTO DESPUÉS QUE ANTOINE LO EXPLICARA LO DE SU MUJER.ESTABA DISPUESTO A HACER LO QUE HACIA FALTA PARA AYUDAR A ANTOINE.ERA UNO DE SUS MEJORES AMIGOS. SU HERMANA E SUS SOBRINAS ESTABAN TAMBIEN DISPUESTO A AYUDARLES.AQUEL SÁBADO LLEGO SU AMIGO LLEGÓ A CASA CON EL COCHE SOBRE LAS DIEZ DE LA MAÑANA.BAJO CON LOS NIÑOS PEQUEÑOS Y LES METIÓ EN EL COCHE. SE FUERON LOS QUATRO AL HOSPITAL PSIQUIÁTRICO. ANTOINE BAJO DEL COCHE Y ENTRÓ EN EL HOSPITAL. DEJANDO LOS DOS NIÑOS EN EL COCHE CON SU AMIGO.EN LA RECEPCIÓN ENTREGÓ EL NOMBRE Y LA PLANTA DE PSIQUIATRÍA DONDE ESTABA INGRESADA. CUANDO SUBIÓ ESTABA

RELAJADA.LO RECIBIÓ CON UN BESO EN LA BOCA COMO UN MATRIMONIO NORMAL. LO PREGUNTÓ COMO ESTABA.HABLARON DURANTE CINCO MINUTOS. LO CONTÓ QUE LOS NIÑOS ESTABAN ABAJO EN EL COCHE DE SU AMIGO.LUEGO LES LLAMO LA RECEPCIÓNISTA DICIENDO QUE LA DOCTORA LES ESTABAN ESPERANDO EN SU OFICINA. ENTRARON Y EMPEZARON A HABLAR. LA DOCTORA DIJO QUE HABIA ECHO MUCHOS PROGRESOS QUE PODRIA SALIR DEL HOSPITAL E IR A CASA DURANTE EL DIA PERO QUE A LAS 18H30 TENIA QUE REGRESAR ANTES DE LA HORA DE LA CENA. DIJO QUE SI .LA DOCTORA PRECISÓ QUE SI NO REGRESABA CON SU PROPIO VOLUNTAD MANDARÁ LA POLICIA A BUSCARLA.DESPUES DE SALIR DE LA OFICINA DE LA DOCTORA EN LA RECEPCIÓN SE LA ENTREGARON SU BOLSA SU SABATOS Y UN PART DE PASTILLAS PARA TOMAR A LA HORA DE COMER.SALIERON DEL HOSPITAL.ANTOINE LLAMÓ A SU AMIGO PARA SABER DONDE ESTABA APARCADO SE LO DIO EL NOMBRE DE LA CALLE.ERA JUSTO A LA VUELTA DE LA ENTRADA DEL HOSPITAL.ERA UNA ZONA DE PAGO.ENTONCES HABIA QUE IR RAPIDO DE AHÍ CAMINO A CASA.QUANDO ENTRÓ EN EL COCHE SALUDO A SU AMIGO Y LUEGO A LOS NIÑOS QUE ESTABAN MUY CONTENTO DE VER A SU MADRE.TRES SEMANAS DESQUE QUE LA AMBULANCIA SE FUE A POR ELLA YA NO HABIA VISTO A SU MADRE.SOBRETODO LA NIÑA QUE ESTOS ÚLTIMOS DÍAS NO PARABA A PREGUNTAR A ANTOINE DONDE CUANDO REGRESABA SU MAMA.ELLOS DOS SABÍAN QUE ESTABA

INGRESADA EN UN HOSPITAL. PERO NO SABIAN CUANDO SALDRA DE AHÍ.EN EL COCHE NO PARABAN DE HACER PREGUNTAS A SU MADRE.LO PREGUNTARON LO QUE TENÍA QUE SI VA HA REGRESAR AL HOSPITAL SI LA TRATABAN BIEN SI COMIA BIEN.HABIA PERDIDO EL PESO PARECIA DESCUIDADA.CONTESTO A TODAS ESAS PREGUNTAS CON PACIENCIA.NO HABLABA RÁPIDO COMO ANTES.SUS GESTOS ERAN MAS LENTAS DE LO HABITUAL. EL AMIGO DE ANTOINE PREGUNTÓ TAMBIEN SI ELLA ESTABA MEJOR.ELLA CONTESTÓ QUE SI.LA CASA NO ERA MUY LEJOS DEL HOSPITAL. APROXIMADAMENTE A QUINCE MINUTOS CON EL COCHE Y CASI VEINTE Y CINCO CON EL AUTOBÚS QUANDO LLEGARON A CASA ERA LAS ONCE Y MEDIA.BAJARON DEL COCHE SE DESPEDIERON DE SU AMIGO QUE POR SUERTE VIVIA EN EL MISMO BARRIO.A DIEZ MINUTOS ANDANDO.LLEGARON A CASA.ANTOINE PREGUNTÓ A SU MUJER LO QUE QUERIA COMER.ELLA CONTESTO QUE QUALQUIER COSA.LOS NIÑOS DIJERON QUE MC DONALD. HAMBURGUESA PAPA DIJERON JUNTOS LOS DOS NIÑOS DE ANTOINE.EL SE DIO CUENTA QUE ERA UN DILEMA. QUERIA QUE LA MUJER COMIA BIEN,ESTABA MUY DELGADA.Y QUERIA SATISFACER A SUS NIÑOS.NO LO PENSÓ DOS VECES .ANTOINE LES INVITÓ TODOS AL RESTAURANTE. LOS PASARON MUY BIEN. LUEGO SOBRE LAS DIEZ Y SEIS SE FUERON TODOS A ACOMPAÑARLA PORQUE TENIA QUE DORMIR EN EL HOSPITAL.SE DESPIDIERON ,ELLA SE FUE CON EL AUTOBÚS Y ANTOINE Y SUS NIÑOS SE FUERON A CASA.LA NIÑA NO ENTENDIA

MUY BIEN PORQUE SU MADRE IBA A DORMIR FUERA DE CASA.LLEGARON A CASA.UNA DUCHA RAPIDA Y A LA CAMA.

EL DIA SIGUIENTE LA MISMA RUTINA.LLEVAR LOS NIÑOS TRABAJAR RECOGERLES LLEGAR A CASA HACER LA COMIDA DUCHARLES Y A DORMIR.LOS FINES DE SEMANA LA MUJER VENIA A CASA AHORA ELLA MISMA CON EL ACUERDO DE LA DOCTORA. PASO LA PRIMERA NOCHE EN CASA DESPUES DE TRES SEMANAS INGRESADA EN UN HOSPITAL. LUEGO EL DOMINGO DURANTE LA TARDE SE FUE OTRA VEZ A DORMIR EN EL HOSPITAL. DURANTE EL FIN DE SEMANA QUE FUERON EN CASA ELLA HIZO LA COMIDA.LO PASARON BIEN AQUEL FIN DE SEMANA.EL LUNES ANTOINE TENIA CITA CON LA DOCTORA PARA EXPLICAR COMO FUE EL FIN DE SEMANA.ANTOINE DIJO LA VERDAD.LA DOCTORA PROGRAMÓ DE DARLA LA ALTA EL JUEVES DE LA MISMA SEMANA

ASI FUE ,ELLA LLEGÓ A CASA SOBRE LAS UNA DE LA TARDE.TENIA TODAVIA LAS LLAVES DE CASA.CUANDO ANTOINE TERMINÓ DE TRABAJAR COMO SIEMPRE IBA A RECOGER A LOS NIÑOS A COLÉ.

LLEGARON LOS TRES A CASA Y LA MUJER ESTABA AHÍ.LA CASA ERA LIMPIA BIEN ARREGLADA Y SOBRETODO HABIA HECHO LA COMIDA.TODOS ESTABAN CONTENTO DE ESTAR JUNTOS,DE FORMAR DE NUEVO UNA FAMILIA.TOMABA LA MEDECINA TRES VECES AL DIA.RESPECTABA LAS TOMAS DE MEDICAMENTOS.LAS

DE LA TARDE LA DABA MUCHO SUEÑO.DORMIA MUCHO
QUE CASI NO PODIA ATENDER A SUS NIÑOS.LA MAJORIA
DE VECES ANTOINE ES EL QUE DABA LA CENA A LOS
NIÑOS. TODO VOLVIÓ A LA NORMAL.POR LA MAÑANA
ELLA LLEVABA LOS NIÑOS A COLÉ Y POR LA TARDE ERA
EL TURNO DE ANTOINE DE RECOGERLES.ELLA HACIA LA
COMIDA.ANTOINE COMPRABA TODO.ROPA COMIDA
CASA LUZ AGUA ETC...HABIA PERDIDO MUCHO
PESO.ALGUNOS DE SUS AMIGOS LO PRESTABA AVECES
DINERO QUANDO LO FALTABA.IBA TIRANDO EL DIA A
DIA ASI CON SU FAMILIA.PIDIO LA AYUDA A LA IGLESIA
QUE FRECUENTABA NADIE LO AYUDÓ. PREGUNTÓ A
JACQUES QUE ME CONTÓ ESTA HISTORIA QUE PASÓ POR
LA RENOVACIÓN DEL PERMISO DE RESIDENCIA DE ELLA.

JACQUES SIGUIÓ CON LA HISTORIA DICIENDO QUE EL
PERMISO DE RECIDENCIA DE LA SEÑORA DEPENDIA DE
ANTOINE.PARA QUE SE LA RENOVARÁ EL TENIA QUE
DAR UNA COPIA DE SU PERMISO DE
RESIDENCIA.ALGUNOS AMIGOS DE ANTOINE LO
DESACONSEJABA A ANTOINE DE NO AYUDARLA POR EL
DAÑO QUE HABIA COSADO EN SU VIDA.LA OTRA PARTE
LO DECIA DE PERDONARLA .ELLA SE FUE SOLA Y SE LA
NEGARON DICIENDO QUE TENIA QUE TRAJER EL NIE DE
SU MARIDO.LA DIERON OTRA CITA.SE FUE A ESA CITA Y
ANTOINE LA DIO SU NIE Y SE LO RENOVARON .

CAPÍTULO 4.

DURANTE SEMANAS VIVIERON COMO UNA FAMILIA NORMAL.NADA DE PELEAS.COSINABA LIMPIABA LA CASA IBA A RECOGER LOS NIÑOS A COLÉ. EMPEZARON HA DORMIR JUNTOS COMO MARIDO Y MUJER.LA CONEXIÓN VOLVIÓ ENTRE ELLOS.EL MES DE FEBRERO DE 2017 DIJO A SU MUJER QUE EN DICIEMBRE IBAN A IR A SU PAÍS DE ORIGEN,COSTA DE MARFIL.NADIE CREÍA. ANTOINE EMPEZÓ A AHORRAR. TENIA COMO MIL Y PICO DE EUROS EN EL BANCO.PIDIO UN PRESTAMO A SU BANCO Y LO DIERON UNOS TRES MIL EUROS.CON LO QUE TENIA AL BANCO SE FUE A COMPRAR QUATROS BILLETES DE AVIÓN IDA Y VUELTA PARA SU PAÍS DE ORIGEN.LOS NIÑOS TENIA UN DESCUENTO.TODO LO SALIO A CASI TRES MIL EUROS.COMPRO UNA MALETA.CON LAS TRES QUE TENIEN EMPEZARON A PREPARAR EL VIAJE..ERA EL MES DE MAYO CUANDO HIZO TODOS ESTOS PREPARATIVOS.

EN EL MES ANTERIOR EL DE AVRIL RECIBIÓ UNA CARTA DE SU ABOGADO DICIENDO QUE TENÍA QUE PRESENTARSE EN SU DESPACHO.NO SABIA DE LO QUE SE TRATABA.QUANDO LLEGÓ AHÍ ANTOINE EN AQUEL DIA,ERA UN JUEVES A LAS ONCE Y MEDIA DE LA MAÑANA. SU ABOGADO LO PRESENTÓ UNA CARTA DE LA CITACION DEL DIVORCIO QUE PRESENTÓ SU MUJER.LA CITA ERA DENTRO DE UNA SEMANA.EL ABOGADO QUERIA PRESENTAR LA DEFENSA.LO PREGUNTO QUE TAL EN CASA.CONTESTO DICIENDO QUE

BIEN.ERA VERDAD TODO ESTABA NORMAL.LO PREGUNTASTE POR EL DIVORCIO? SI SEGUÍA CON EL TEMA ONO?LO HIZO OTRA PREGUNTA.ANTOINE DIJO QUE NO SABIA LO QUE PENSABA REALMENTE PERO QUE ESTABAN BIEN EN CASA.TOMABA SUS MEDICAMENTOS CUIDABA DE LOS NIÑOS Y DE LA CASA.EL ABOGADO LO CONTÓ QUE QUE ESTABA EN CONTACTO CON EL ABOGADO DE SU MUJER PERO EL DECIA QUE NO TENIA NOVEDADES DE ELLA.QUE SU TELEFONO NO FUNCIONABA.EXACTAMENTE SU MUJER HABIA CAMBIADO DE NUMERO.NO ESTABA EN CONTACTO CON SUS ABOGADOS.ENTONCES SEGUREMENTE YA NO PENSABA EN EL TEMA DEL DIVORCIO. SU ABAOGADO LO DIJO QUE TENIA QUE VENIR EL DÍA DE LA CITA PARA TOMAR UNA DECISIÓN. TODO SALIÓ COMO TAL.

UNA SEMANA MAS TARDE ANTOINE LLEGÓ EL DIA DE LA CITA.SE ENCONTRÓ CON SU ABOGADO EN LA ENTRADA DE LOS JUZGADOS.FALTABA UNA HORA PARA EMPEZAR EL JUICIO.SE FUERON AL BAR DE AL LADO PARA TOMAR UN CAFÉ Y MEJORAR LA ESTRATEGIA .EL ABOGADO PREGUNTO A ANTOINE QUE TAL LA MUJER,SI LO HABIA CONTANDO ALGO DEL DIVORCIO O DE LOS ABOGADOS? ANTOINE CONTESTÓ QUE NO.QUE ESTABA EN CASA SEGURAMENTE PORQUE SALIO POR LA MAÑANA A DEJAR LOS NIÑOS AL COLÉ Y NO HABIA REGRESADO HASTA QUE SALIERA ANTOINE DE CASA.EL ABOGADO PREGUNTÓ SI QUERIA DIVORCIARSE DE ELLA. ANTOINE CONTESTÓ QUE NO PORQUE LA QUERIA AÚN. SU

ABOGADO NO QUERIA TAMPOCO QUE DIVORCIAN PORQUE SABIA QUE LA MIJER NO ESTABA BIEN ADEMAS CON NIÑOS PEQUEÑOS Y ANTOINE QUE SEGUIA QUERIENDOLA.LLEGARON A UN ACUERDO QUE DELANTE DE LOS JUECES SE VA HA NEGAR DIVORCIARSE.

SALIERON DEL CAFÉ DONDE ESTABAN, A DOS MINUTOS DE LOS JUZGADOS.CUANDO LLEGARON DELANTE DE LA SALA DONDE TENIAN EL JUICIO YA ESTABAN LOS ABOGADOS DE LA MUJER.EL ABOGADO DE ANTOINE LES SALUDOS Y LES PREGUNTÓ DONDE ESTABA SU CLIENTA.ELLOS ,ERAN DOS ,CONTESTARON QUE NO SABIAN QUE LLEVABAN TIEMPO SIN HABLAR CON ELLA.CINCO MINUTOS DESPUES SALIO UNA SEÑORA LLAMANDO LOS NOMBRES DE ANTOINE Y DE SU MUJER. "" CASO 12 ANTIONE VS NOMBRE DE SU MUJER."" PODEIS PASAR CON SUS RESPECTIVOS ABOGADOS DIJO LA MUJER QUE SALIO DE LA SALA PARA LLAMARLES.TENIA DOS PAPELES EN LAS MANOS.ENTRARON TODOS EN LA SALAS.LOS JUECES ERAN MUJERES DE UNOS QUARENTA AÑOS ERAN DOS SENTADAS ENFRENTE DE LA PUERTA DE ENTRADA.LA SALA ERA ÓVALO. DOS PROCURADORES SENTADOS AL LADO DE LOS JUECES.AL LADO DERECHO DE LA SALA SE SENTÓ EL ABOGADO DE ANTOINE.EN EL LADO IZQUIERDO SE SENTARON LOS DOS ABOGADOS DE SU MUJER. UN SEÑOR Y UNA SEÑORA.ELLA PARECIA A UNA ASISTENTE SOCIAL.ANTOINE NO ENTENDIA PORQUE

ERAN DOS Y SE PROMETIÓ PREGUNTARLO A SU ABOGADO AL FINAL DE LA SECCIÓN.

ANTES DE EMPEZAR A CONTAR LO DEL JUICIO JACQUES ME DIJO QUE DOS SEMANAS ANTES TENIA QUE IR A LOS JUZGADOS CON SU MUJER Y SUS DOS NIÑOS PARA HACERLES EL TEST PSIQUIÁTRICO. ERA UNA PETICIÓN EXPRESA DE LOS JUZGADOS DE FAMILIA PARA VER EL GRADO PSIQUIÁTRICO DE CADA MIEMBRO.JACQUES ME CONTÓ QUE SOLO ASISTIO ANTOINE .SU MUJER SE NEGÓ A ASISTIR DICIENDO QUE NO ERA ENFERMA.NO DEJÓ A ANTOINE LLEVAR LOS NIÑOS TAMPOCO.QUANDO LLEGÓ AHÍ,ERA LA PLANTA SÉPTIMA. DIJO A LAS DOCTORAS QUE ATENDIERON QUE SU MUJER NO VENIA Y NO DEJABA QUE VINIERAN LOS NIÑOS TAMPOCO.LO HICIERON UNA ENTREVISTA QUE DURO CASI DOS HORAS.LO PREGUNTARON CUÁNTOS AÑOS ESTABA EN ESPAÑA SI TENIA FAMILIA COMO CONOCÍ A SU MIJER CUANTOS NIÑOS TENIA QUE PASÓ CON LA RELACIÓN TAN DURO Y PROBLEMÁTICA QUE TENIA AHORA. CUANTOS AÑOS ESTABAN CASADOS.LO PREGUNTARON TAMBIEN POR SUS PADRES SUS HERMANOS Y HERMANAS.DOS HORAS LARGAS DE PREGUNTAS PROFUNDAS Y DIFÍCILES. DESPUÉS LO DIJERON DE ESPERAR FUERA EN EL PASILLO. SE FUE A SERVICIOS A BEBER UN POCO DE AGUA Y ASEARSE.QUANDO SALIÓ PENSÓ QUE TODO HABIA TERMINADO.LUEGO DESPUÉS DE QUINCE MINUTOS EN EL PASILLO SALIÓ LA SEÑORA DE LA ENTREVISTA A LLAMARLE PARA QUE

ENTRARA.LUEGO LO LLEVÓ A UNA SALA DE CONFERENCIAS CON UNA MESA GRANDE Y MUCHAS SILLAS ALREDEDOR.ENTREGO A ANTOINE UNA CARPETA CON VARIAS HOJAS.ERAN CIENTS PREGUNTAS CON TRES RESPUESTAS CADA UNA.DIJO A ANTOINE QUE CONTESTE A TODAS Y QUE TOMARA EL TIEMPO NECESARIO PARA EL. EMPEZO A RESPONDER. UNA DE LAS PREGUNTAS ERA SI PIENSAS QUE TIENES UN PODER ESPECIAL.ANTOINE RECORDÓ LO QUE DECIA SU MUJER QUE TENIA UN DON QUE CUANDO SOÑABA DE UNA COSA SE REALIZABA. QUE ERA PSICOLOGA.TENIA PODERES.CONTESTO QUE NO.LUEGO HABIA OTRA PREGUNTA QUE DECIA SI VEA O OÍA COSAS.SE ACORDO TAMBIEN DE SU MUJER QUE UNA VEZ LLEGANDO A CASA POR LA TARDE VÌ A SU MUJER PINTAR TODAS LAS BOMBILLAS DE CASA CON EL RESTO DE LA PINTURA AMARILLA QUE TENIAN EN CASA.HASTA PINTO LAS LUCES PALPADEANTE DEL CONTADOR ELECTRICO.QUANDO ANTOINE LO PREGUNTÓ PORQUE PINTABA LAS LUCES DECIA QUE VEÍA LOS ESPÍRITUS. QUE HABIA MUCHOS EN CASA .A ESA PREGUNTA ANTOINE CONTESTÓ QUE NO. LUEGO EN LAS ULTIMAS PREGUNTA ERA SI ME ACUERDO LO QUE ME DIJO JACQUES LA NOVENA PREGUNTAS ERA SI PENSABA QUE ALGUIEN LO QUERÍA ENVENENAR. SE ACORDÓ TAMBIEN DE SU MUJER QUE TIRABA UNA OLLA ENTERA DE COMIDA A LA BASURA ACUSANDO A ANTOINE DE QUERER ENVENENARLA.POR LA NOCHE SOBRETODO A LAS QUATRO DE LA MADRUGADA OÍA UN RUIDO QUE

VENIA DE LA COCINA.QUANDO SE LEVANTABA ENCONTRABA A SU MUJER CON LA OLLA EN LA MANO TIRANDO LA COMIDA EN LA BASURA.LA PREGUNTABA LO QUE ESTABA HACIENDO.ELLA CONTESTABA QUE EN LA COMIDA ALQUIEN HABIA PUESTO VENENO.LUEGO DECIA A ANTOINE ENSEÑANDOLE SU BRAZO "MIRA MI BRAZO TIENE BULTOS POR LA CULPA DEL VENENO." DESPUES DE TIRAR LA COMIDA VOLVIÓ A LA CAMA.ANTOINE SEGUÍA CON EL CUESTIONARIO. LA PENÚLTIMA PREGUNTA ERA TU CREES QUE HAY GENTE QUE TE SIGUEN?.CONTESTO QUE NO.SE ACORDÓ LO QUE DECIA SU MUJER A TODO EL MONDE QUE ANTOINE ESTABA COMPINCHE CON LA POLICIA Y QUE LO SEGUIA A TODAS PARTES.QUE LA GENTE DE LA IGLESIA ESTABA EN CONTRA DE ELLA QUE LA POLICIA LOS ABOGADOS LOS JUECES LOS TRABAJADORES SOCIALES.LO DIJO TAMBIEN A SU HERMANO QUE CUANDO ANDABA POR LA CALLE TENÍA LA SENSACIÓN QUE HABIA GENTE QUE LA SEGUIA.SU HERMANO CONTESTÓ DICIENDO QUE NO ERA POSIBLE QUE TODO EL MUNDO SEA EN CONTRA DE ELLA.DIJO TAMBIEN A SU HERMANO QUE LA MEDICO DE CABEZERA QUE TENIA ANTES LA RECETÓ UNAS PASTILLAS QUE LA DABA ALUCINACIONES. VEIA COSAS Y ENTENDÍA VOCES QUE NO EXISTÍA .ERA SU JUSTIFICACIÓN CUÁNDO AÑOS DESPUÉS ANTOINE LO PREGUNTÓ PORQUE HABIA INTENTADO DESTRUIR A LA FAMÍLIA. SIMPRE CULPABA A ESA DOCTORA QUE LA RECETÓ UNAS PASTILLAS QUE LA PROVOCABA ALUCINACIONES.

ANTOINE TERMINO EL CUESTIONARIO EN TREINTA Y CINCO MINUTOS. SE LEVANTÓ SALIÓ DE LA SALA PARA ENTREGAR LAS HOJAS A LA SEÑORA DE LA ENTREVISTA QUE ESTABA SENTADO EN SU OFICINA .LA SEÑORE COGIÓ LA HOJA MIRÒ UNOS MINUTOS Y DIJO "MUY BIEN ESTA CORRECTO YA TE PUEDES IR.MUCHA SUERTE".ANTOINE ANTES DE SALIR DE LA SALA PREGUNTÓ A LA SEÑORA QUE PASARA COMO SU MUJER Y LOS HIJOS NO VINIERON EN LA ENTREVISTA. VAMOS A MANDAR LOS INFORMES A LOS JUECES ELLOS DECIDIRAN CONTESTO LA SEÑORA. SALIÓ DE LA SALA COGIO EL ASCENSOR Y SE FUE A CASA.

CAPÍTULO 5

EN LOS JUZGADOS ANTOINE ESTABA SENTADO DELANTE DE LOS JUECES. HABIA DOS SILLAS LA DE LA IZQUIERDA ESTABA VACÍA. SU MUJER NO HABIA VENIDO A LA CITA POR EL DIVORCIO QUE HABIA PEDIDO ELLA MISMA.RECORDANDO ANTOINE QUE CONTABA A JACQUES ESTA HISTORIA REAL Y JACQUES ME LA CONTABA A MÍ RECONOCIÓ QUE CUANDO PREGUNTÓ A SU MUJER PORQUE HABIA PEDIDO EL DIVORCIO ELLA CONTESTÓ QUE NO LO HABIA PEDIDO ELLA QUE ERAN LOS SERVICIOS SOCIALES QUE LO HABIAN PEDIDO PARA ELLA QUE CUANDO ESTABA EN LA CASA DE MUJERES ABANDONADAS ESTABA TRISTE SIN LOS NIÑOS A SU

ALREDEDOR.ENTONCES LAS TRABAJADORAS SOCIALES LA DIERON EL PERMISO DE IR A RECUPERAR LOS NIÑOS A LA CASA DE SU MARIDO ANTOINE Y LLEVARLOS AL CENTRO PERO CON LA CONDICIÓN DE PEDIR EL DIVORCIO.EL SYSTEMA SOCIAL ESPAÑOL ESTA MUY MAL HECHO.HA HABER DE JUNTAR A LAS FAMILIAS INTENTAN SEPARARLAS.ANTOINE SE ACUERDO TAMBIEN QUE CUANDO LA MUJER DESAPARECIÓ CON LOS NIÑOS EL SE FUE A LOS SERVICIOS SOCIALES A PEDIR AYUDA.TODAS LAS TRABAJADORAS SOCIALES SABIAN QUE SU MUJER ESTABA ENFERMA PERO NADIE LO AYUDO.CADA DIA QUE IBA AHÍ NO HACÍAN NADA INTENTANDO OCULTAR ALGO .UNA MUJER ENFERMA CON DOS NIÑOS A SU CARGO ERA INCOMPRENSIBLE PERO COMO ERA UNA MUJER AUNQUE NO TENIA RAZON LA PROTEGÍAN.LA UNICA COSA QUE DIJO SU TRABAJADORA SOCIAL ERA QUE DIVORCIARA DE ELLA.SEPARACIÓN DIVORCIO ERA TODO LO QUE SALIA DE SUS BOCAS NADA DE RECONCILIACIÓN DE MEDIACIÓN DE AYUDA NADA DE NADA.DURANTE TODOS LOS AÑOS QUE SU MUJER DESAPARECIÓ CON LOS NIÑOS ANTOINE IBA A LOS SERVICIOS SOCIALES DOS A TRES VECES LA SEMANA PIDIENDO AYUDA.AL FINAL COMO ANTOINE SE MUDO A OTRO BARRIO SU TRABAJADORA SOCIAL SE LAVO LAS MANOS DICIENDO QUE YA NO PODIA RECIBIRLE PORQUE HABIA CAMBIADO DE BARRIO.PERO ANTOINE IBA AL MEDICO A SU ANTIGUO BARRIO.ERA UNA JUGADA DE LOS SERVICIOS SOCIALES PARA ECHARLES DE SU VISTA.ANTOINE ERA TAN MOLESTO QUE SE FUE A LA

CALLE GRAN VIA DONDE ERAN LAS OFICINAS CENTRALES DEL MINISTERIO DE ASUNTO SOCIALES PARA QUEJARSE.LLEGANDO AHÍ NO LO RECIBIERON QUERÍA HABLAR CON UN RESPONSABLE DE AHÍ. SOLO LO DIJERON QUE TENIA QUE HACER LA QUEJAS O LAS DENUNCIAS POR ESCRITO.LO DIERON UN FORMULARIO Y LO EXPLICARON COMO TENIA QUE HARCERLO.

VOLVIÓ A CASA CON EL FORMULARIO.LO RELLENO ENSEGUIDA CONTANDO TODO LO QUE LO HABIA PASADO Y SOBRETODO LA REACCIÓN DE LOS SERVICIOS SOCIALES. NO QUISIERON AYUDARLE. LA UNICA COSA QUE LO DIJO SU TRABAJADORA SOCIAL ES QUE SU MUJER NO OBEDECIA LAS REGLAS DE LOS SERVICIOS SOCIALES. EN LA CASA DE MUJERES ABANDONADAS ESTABA AHÍ CON LOS NIÑOS CON EL PERMISO DE ELLOS.NO QUERIAN QUE ANTOINE SUPIERA DONDE ESTABAN.AHI SU MUJER SE ESCAPÓ CON LOS NIÑOS Y VOLVIÓ A CASA DESPUES DE QUATRO MESES .LA TRABAJADORA SOCIAL LO CONTÓ LA VERSIÓN CONTRARIA DE LOS QUE LO DIJO SU MUJER.PARECE QUE ELLA NO QUERIA TOMAR LA MEDICACIÓN POR ESO LA DIJERON DE SALIR DEL CENTRO.LOS SERVICIOS SOCIALES QUERIAN SEPARAR LAS FAMILIAS DE ESO ERA CONVENCIDO ANTOINE.VOLVEMOS AL JUZGADO.

ANTOINE ESTABA SENTADO EN LA SILLA DERECHA SU ABOGADO Y EL PROCURADOR AL MISMO LADO TAMBIEN.LA SALLA ERA ÓVALA. AL LADO IZQUIERDO ESTABAN EL ABOGADO DE SU MUJER LA

REPRESENTANTE DE LOS SERVICIOS SOCIALES ANTOINE LO SUPO AL FINAL DEL JUICIO AL PRINCIPIO PENSABA QUE ERA UNA ABOGADA. LA SILLA EN SU LADO ESTABA VACIA SU MUJER NO HABIA VENIDO.ENFRENTE DE ANTOINE ESTABAN SENTADAS LAS JUECES ERAN DOS MUJERES DE UNOS CUARENTA Y CINCO A CINQUENTA AÑOS.

CUANDO CERRARON LA SALLA EMPEZÓ EL JUICIO.CON EL BASTON PEQUEÑO QUE TENIA EN LA MANO LA JUEZA DE LA IZQUIERDA GOLPEÓ LA MESA DICIENDO "SE ABRE LA SECCION CASO DON ANTOINE ●●●●●●Y DOÑA ●●●●●●. LA SEÑORA DEL LA DERECHO LEÍ EL ASUNTO LUEGO PASO A LOS ABOGADOS ACUSACIONES LA DE SU MUJER QUE DECIA A LA JUEZA QUE SU CLIENTE NO HABIA VENIDO Y QUE LLEBABAN MESES INTENTANDO PONERSE EN CONTACTO CON ELLA SIN SUCESO. NO PODIAN DECIR A LA JUEZA SI ELLA QUERIA SEGUIR CON EL DIVORCIO O NO.LA JUEZA TOMO LA PALABRA DICIENDO QUE COMO LA ACUSACION NO TENIA CONOCIMIENTO DE SU CLIENTA PASABA LA PALABRA A LA DEFENSA.SI QUERIA SEGUIR CON EL DIVORCIO O NO..LA JUEZA NO DEJO EL TIEMPO QUE HABLE EL ABOGADO DE ANTOINE,ELLA MISMA HIZO LA PREGUNTA A ANTOINE DICIENDO"QUIERES SEGUIR CON EL DIVORCIO O NO?.ANTOINE SE QUEDO EN BLANCO NO SE ESPERABA ESA PREGUNTA DE LA PARTE DE LA JUEZA PENSABA QUE SU ABOGADO TENIA QUE CONTESTAR.UNOS MINUTOS DESPUES DE NO DECIR NADA LA JUEZA SIGUIÓ DICIENDO

A ANTOINE QUE COMO SU MUJER NO HABIA VENIDO EL TENIA EL DERECHO DE DIVORCIARSE CON ELLA QUE ESO ERA VALIDO CON LA LEY.COMO LA JUEZA SEGUIA PRESIONANDO A ANTOINE DE CONTESTAR Y QUE EL SEGUIA SIN HACERLO SU ABOGADO TOMO LA PALABRA DICIENDO A LA JUEZA QUE EL CHICO QUERIA DEBATIR LO CON SU MUJER EN SU PRESENCIA QUE COMO NO HABIA VENIDO NO SABIA EXACTAMENTE QUE DECIR PORQUE ELLA NO SABIA TAMPOCO EXACTAMENTE LO QUE PENSABA SU MUJER. ENTONCES LA JUEZA DIJO AL ABOGADO MIRA" NO ESTAMOS AQUÍ PARA AREGLAR LOS MATRIMONIOS ESTAMOS AQUÍ PARA ROMPERLAS.TU CLIENTE TIENE QUE CONTESTAR A LA PREGUNTA AHORA PORQUE ESTE JUICIO NO SE VA A PROPONER A OTRO DIA TENEMOS QUE SERARLO HOY."VOLVIO A MIRAR A ANTOINE CON LA CARA ENFADADA DICIENDO USTED VA HA DIVORCIAR DE SU MUJER SI O NO.ESTA VEZ ANTOINE ESTABA PREPARADO A CONTESTAR Y DIJO QUE NO.LA JUEZA DIJO MUY BIEN NO HAY DIVORCIO DECISION FIRME Y CASO CERRADO.PODÉIS LIBERAR LA SALA HAY OTRO JUICIO AHORRA. CUANDO SE LEVANTÒ TODO EL MUNDO PARA PREPARARSE A SALIR LA JUEZA MIRO A ANTOINE Y LO DIJO" DALE A TU MUJER UNAS PASTILLAS Y VERAS COMO SE PONE BIEN".ANTOINE NO CONTESTO PERO PENSÓ QUE SEGURAMENTE HABIA LEIDO EL INFORME DE LOS PSICÓLOGOS QUE SU MUJER TENIA UNA ENFERMEDAD MANTAL.

SALIERON DE LOS JUZGADOS SU ABOGADO SE DESPIDO
DEL ,ERA UN SEÑOR DE UNOS CINCUENTA Y NUEVE
AÑOS. MUY AMABLE Y CONCILIADOR DIALOGANTE Y
SERIO EN SU TRABAJO..DESDE ENTONCES NUNCA JAMÁS
VOLVIÓ A VERLE.ERA EL MES DE ABRIL TENIA DOS DIAS
LIBRE PARA EL JUICIO.ANTOINE LLEGO A CASA LOS
NIÑOS ESTABAN EN LA GUARDERÍA LA MUJER NO
ESTABA HABIA IDO A HACER UNA ENTREVISTA.LLEGO A
CASA SOBRE LAS TRES SE PREPARARON PARA IR A
RECOGER A LOS NIÑOS QUE SALÍAN A LAS DIEZ Y SEIS DE
LA TARDE.EL NIÑO TENIA EXTRAESCOLARES DE
FOOTBALL.LO LLEVARON AHÍ. ERA CON EL AUTOBÚS. EN
EL MES DE MAYO SALIÓ LOS PAPELES DE SU MUJER,ERA
UNA RESIDENCIA CON PERMISO DE TRABAJO DE CINCO
AÑOS.TENIA YA LOS BILLETES DE AVION LISTOS.PIDIO
UN PRESTAMO AL BANCO Y CON LO POCO QUE TENIA
COMPRO LOS QUATRO BILLETES.

TENIA YA TRES MALETAS NUEVAS Y UNA ANTIGUA
TODAS LAS SEMANAS IBA RELLENANDOLA CON COSITAS
QUE COMPRABA REGALOS PARA LA FAMÍLIA PROPRIA Y
DE SU MUJER.EL MES DE JULIO SE RECONCILIO CON SU
CUÑADO SE FUERON EN UN CENTRO COMERCIAL ERA
UN BURGER KING COMPRARON UN MENU PARA CINCO
QUE LES COSTÓ UNOS CINCUENTA EUROS.HABLARON
DEL VIAJE A SU PAÍS QUERÍA QUE LO LLEVEN UNA
MALETA A SU MADRE.CONTESTARON QUE SI QUE NO
HABIA NINGUN PROBLEMA ERA LA FAMILIA CON TODA
CONFIANZA. TODOS LOS PROBLEMAS ERAN EL PASADO

TODO VOLVIÓ A LA NORMALIDAD.EN EL MES DE
AGOSTO SE FUERON DE VACACIONES A LA CASA DE
UNOS AMIGOS QUE TENIA EN COMÚN EN UNA
PROVINCIA AUTONOMA CERCA DE DONDE VIVÍAN. EN EL
MES DE SEPTIEMBRE EMPEZO EL COLE DE LOS
NIÑOS.AVISARON YA A LOS PROFESORES Y AL DIRECTOR
QUE LOS NIÑOS NO ESTARAN EN EL MES DE
DICIEMBRE.AL PRINCIPIO DEL MES DE NOVIEMBRE
LLEVO LOS PASAPORTES ESPAÑOLES A LA EMBAJADA DE
SU PAÍS DE ORIGEN PARA PEDIR EL VISADO PARA EL Y
LOS NIÑOS QUE TENIAN YA LA NACIONALIDAD. TUVO
QUE PAGAR NOVENTA EUROS PARA CADA VISADO ERA
UN PASTÓN PERO ACEPTABA ESO QUE ESTAR CON LA
RESIDENCIA. LA NACIONALIDAD ABRIA MUCHAS PUERTA
PODIA IR A TRABAJAR A OTRO PAIS EUROPEO SIN
VISADO NI PERMISO DE TRABAJO.PODIA VIAJAR A
ESTADOS-UNIDOS SIN VISADO.ADEMAS PARA SACARLO
EN LA POLICIA ES MUY FACIL TE LO DAN EN EL MISMO
DIA PARA NO DECIR AL INSTANTE. ERA ADEMAS MUY
BARATO SACAR EL DOCUMENTO DE INDENTIDAD Y EL
PASAPORTE. ANTOINE LO SACO EL MISMO DIA SIN CITA
PREVIA.CUANDO JURÓ LA CONSTITUCIÓN ESPAÑOLA LO
MANDARON EL PARTIDO DE NACIMIENTO ESPAÑOL EN
SU CASA.AHORA TENIA UN SEGUNDO APELLIDO EL DE SU
MADRE POR LA LEY ESPAÑOLA QUE DICE QUE EL PRIMER
APELLIDO ES DEL PADRE Y EL SEGUNDO DE LA MADRE.
PERO EN AFRICA ESO NO EXISTE PUEDE DAR A TU
PROPIO HIJO EL APELLIDO DE TU AMIGO DE TU
HERMANO O EL QUE QUIERES.AHORRA ANTOINE TENIA

COMO SEGUNDO APELLIDO EL DE SU MADRE.CUANDO LLEGÓ EL PARTIDO DE NACIMIENTO EN CASA AL MES DE HABER JURADO LA CONSTITUCIÓN ESPAÑOLA EN EL REGISTRO CIVIL UNICO DE MADRID TENIA QUE COGER UNA CITA EN INTERNET A LA POLICIA PARA SACAR EL DOCUMENTO DE IDENTIDAD Y EL PASAPORTE.NO PODIA COGER UNA CITA EN INTERNET PORQUE SU PERMISO DE RECIDENCIA PERMANENTE ESTABA CADUCADO.HABIA QUE BUSCAR UNA SOLUCIÓN. TENIA UN COMPAÑERO DE TRABAJO MUY BUEN CHAVAL QUE LO CONTÓ QUE SUS PRIMAS SACABAN EL DOCUMENTO DE IDENTIDAD SIN CITA A UNA COMISARÍA DE POLICÍA DEL BARRIO. NO LO CREÍA. PERO HABIA QUE MADRUGAR PORQUE RECIBIA SOLO A LOS DIEZ PRIMEROS DE LA FILA SIN CITA MATIZÓ SU AMIGO.HABIA QUE IR A LAS CINCO DE LA MADRUGADA PONERSE EN LA FILA.SU AMIGO LO PROPUSO SU AYUDA COMO TENIA COCHE PODIAN IR A LA CINCO ESPERAR EN EL COCHE Y SALIR CUANDO VEÍAN A LA PRIMERA PERSONA DE LA FILA.ASI HICIERON.ERA EL MES DE NOVIEMBRE HACIA FRÍO. CUANDO VÌ A LA PRIMERA PERSONA DESDE EL COCHE QUE APARCARON CERCA DE LA COMISARÍA DE LA POLICÍA SALIÓ ANTOINE Y HABLO CON ESE SEÑOR DICIENDOLE QUE ERA EL SEGUNDO DE LA FILA Y VOLVIÓ EN EL COCHE.ERA LAS SEIS Y CINCO DE LA MADRUGADA.LA COMISARIA DE LA POLICÍA ABRIA A LAS OCHO DE LA MAÑANA. SOBRE LAS SIETE LLEGARON CINCO PERSONAS MAS.ANTOINE SALIÓ DEL COCHE Y SE PUSO COMO EL SEGUNDO DE LA FILA.SOLO HABIA QUE AGUANTAR EL FRIO DURANTE

UNA HORA.LLEGARON CINCO PERSONAS MAS DE LAS SIETE A LAS OCHO MENOS DIEZ.EL AGENTE DE POLICIA SE PREPARABA YA A ABRIR COLOCANDO LAS MESAS .A LAS OCHO Y PUNTO SALIO UN AGENTE DE PAISANO Y DIJO QUE SOLO ACEPTAN A DIEZ PERSONAS SIN CITA LOS DEMAS TENIA QUE VOLVER OTRO DIA.ANTOINE ENTRÓ SE SENTÓ A UNA SILLA .CINCO MINUTOS MAS TARDE LLAMARON A LA PRIMERA PERSONA ,AL SEÑOR MAYOR QUE ERA PRIMERO EN LA FILA, VENIA A RENOVAR SU DOCUMENTO DE IDENTIDAD. UN MINUTO DESPUÉS LO LLAMARON A EL .PRESENTÓ LOS PAPELES AL AGENTE DE POLICIA QUE HACIA LOS DOCUMENTOS. SACO DOS PARTIDOS DE NACIMIENTO UNO PARA EL DOCUMENTO DE IDENTIDAD Y EL OTRO PARA EL PASAPORTE.EL AGENTE LO DIJO QUE UNO SOLO VALIA PARA LAS DOS COSAS.EL AGENTE DESPUÉS DE COMPROBAR LOS PAPELES Y MIRAR EN EL ORDENADOR UN PAR DE MINUTOS LO SACO UNA FOTO DESPUES DE DECIRLE A ANTOINE DE NO MOVERSE Y MIRAR FIJAMENTE LA WEBCAM. LUEGO LO DIO UN PAPEL CARTON DE FIRMAR SIN SALIRSE DE LA RAYA.LUEGO ERAN LAS HUELLAS DE LOS DIEZ DEDOS UNO A UNO.AL FINAL PAGO LAS TASAS DEL DOCUMENTO DE IDENTIDAD QUE ERAN EN AQUELLA EPOCA DIEZ CON CINCUENTA CENTAVOS.TERMINO EN UNOS QUINCE MINUTOS Y SE LO ENTREGUÉ A ANTOINE SU PRIMER DOCUMENTO DE IDENTIDAD NACIONAL. ESTABA MUY CONTENTO LUEGO EL AGENTE LO DIJO DE PASAR POR EL OTRO LADO PARA ESPERAR EL PASAPORTE.SE LEVANTO Y SE SENTO EN

UNA DE LAS SILLAS QUE HABIA AHÍ A UNOS METROS DEL LUGAR QUE SE HACIAN LOS DOCUMENTOS DE IDENTIDAD. A LOS DIEZ MINUTOS LLAMO POR SU NOMBRE UNA SEÑORA DE LA VENTANILLA ABIERTA.SE LEVANTO ENSEÑO SU DOCUMENTO DE IDENTIDAD LUEGO LA SEÑORA DIJO "SON TREINTA Y SEIS EUROS".ANTOINE PAGO EN EFECTIVO EL MONTO EXACTO PORQUE ANTES DE VENIR YA SABIA LOS PRECIOS Y PARA EVITAR ESPERAR PARA UNOS PRESUNTOS CAMBIOS DE MONEDA ESTABA PREPARADO CON EL DINERO EXACTO DEL DOCUMENTO DE IDENTIDAD Y DEL PASAPORTE. DESDE LAS QUATRO Y MEDIA QUE SALIÓ DE SU CASA,NO SE ENTERARON NI SU MUJER NI SUS HIJOS PORQUE ESTABAN DORMIDOS Y NO HIZO NINGÚN RUIDO PARA INTENTAR DESPERTARLES.SALIO DEL COMISARIA DE POLICÍA DEL BARRIO CON LA CABEZA ALTA YA ERA CIUDADANO EUROPEO POR FIN SIEMPRE HABIA QUERIDO TENER DOS NATIONALIDADES UNA AFRICANA Y OTRA EUROPEA.TODO SALIA COMO PREVISTO DESPUES DE MAS DE DOCE AÑOS YA POR FIN TENÍA EN SU CUENTA UNO DE SUS PRIMEROS OBJECTIVOS.

ENFRENTE DE LA COMISARÍA DE LA POLICÍA NO HABIA EL COCHE DE SU AMIGO.EN LA PLACE DONDE APARCARON CASI TODA LA NOCHE AHÍ HABIA OTRO COCHE.MIRO LOS DOS SENTIDOS DE LA CALLE PERO NO HABIA EL COCHE APARCADO PENSÉ QUE AL MEJOR SU AMIGO MOVIÓ EL COCHE PARA IR A UN CAFETERÍA CERCA DEL LUGAR

DONDE ESTABAN.NO PODIA AGUANTAR DE EMOCION TENIA QUE ENSEÑARLO A ALGUIEN QUE NORMAL QUE SEA SU AMIGO QUE LO VEIA EL PRIMERO.SACO SU MOVIL Y LLAMO A SU AMIGO PARA SABER DONDE ANDABA."YA ESTOY LLEGANDO A CASA BUSCANDO UN LUGAR PARA APARCAR".ANTOINE GRITO "YA LO TENGO POR FIN LO TENGO TE LO QUIERO ENSEÑAR ADEMAS TE INVITO A DESAYUNAR".

SE FUE CORRIENDO A LA CASA DE SU AMIGO CONTENTO Y CON EMOCION.LLEGO AHÍ EN QUINCE MINUTOS Y VOLVIO A LLAMAR POR TELÉFONO PARA SABER SI SU AMIGO ESTABA DENTRO DE SU CASA.LO CONTESTO QUE NO QUE ACABABA DE ENCONTRAR UNA PLAZA DE APARCAMIENTO.ERA UN SITIO HORIBLE PARA APARCAR.LA GENTE DE AHÍ MUCHOS JUBILADOS CASI NO MOVIAN MUCHOS LOS COCHES.LO DIJO QUE SE ENCUENTRAN AL BAR CERCA DE SU CASA.ERA UN CAFETERIA DE GESTIONADO POR CIUIDADANOS CHINOS.ERA LIMPIO Y TRANQUILO.UNOS MINUTOS DESPUES LLEGO SU AMIGO ENTRARON LOS DOS AL CAFÉ. ANTOINE LO INVITÓ AL DESAYUNO Y EL TAMBIÉN PIDIÓ UNO COMPLETO.DESPUES DE DESAYUNAR EMPEZÓ A ENVIAR MENSAJES POR WAPSAP A SU FAMILIARES Y AMIGOS CON LA FOTO DEL DOCUMENTO DE IDENTIDAD. LUEGO RECIBÍA CONTESTACIONES DE ENHORABUENA ANTOINE AHIRA TIENEA DOS PAÍSES. SE DESPIDIO DE SU AMIGO Y SE FUE CORRIENDO A CASA PARA DAR LA NOTICIA A SU MIJER E SUS HIJOS.LLEGO A

CASA CONTENTO SU MUJER ESTABA LAVANDO LOS PLATOS LA ABRAZO Y LO SOLTÓ LA BUENA NOTICIA ESTABA CONTENTA SUS HIJOS TAMBIEN.LA MUJER LO DIJO " AHORA EN ESTA CASA SOIS TODOS ESPAÑOLES MENOS YO" .PRONTO TE TOCARA CONTESTÓ ANTOINE AHORA QUE TIENES UN MARIDO E HIJOS CON NACIONALIDAD LA TUYA NO SERA DIFICIL.

EN EL MES DE SEPTIEMBRE Y PRINCIPIO DE DICIEMBRE YA TENIA LOS VISADOS LISTOS.TENIA QUATROS MALETAS CASI LLENAS DE COSAS REGALOS PARA LA FAMILIA. LAS DOS FAMILIAS SABIAN QUE VAN A VENIR DE VACACIONES EN EL MES DE DICIEMBRE PERO NO SABÍAN EXACTAMENTE QUE DÍA. EN LA MITAD DE NOVIEMBRE LO LLAMÓ SU ENCARGADO Y FIRMÓ LAS VACACIONES QUE TENIA PENDIENTES.LO QUEDABA MAS DE TRES SEMANAS.EN EL MES DE ENERO DEL MISMO AÑO ANTOINE SE FUE A VER A SU ENCARGADO DICIENDOLE QUE LLEVABA TIEMPO SIN VER A SU MADRE Y HERMANOS.QUERIA IR A AFRICA CON SU NIÑOS E MUJER PARA PASAR EL FIN DE AÑO.SU ENCARGADO COMO SIEMPRE DECIA "NO SÉ SI TE PUEDE DAR TANTOS DIAS DE VACACIONES. ES VERDAD QUE EL EMPLEADO TENÍA QUE ELIGIR DE LOS TREINTA DÍAS SOLO QUINCE E LOS DEMAS QUINCE EL EMPLEADOR.ANTOINE EL DIA SIGUIENTE HIZO UNA CARTA EXPLICANDO LAS RAZONES LOS DIAS E MES QUE QUERIA SALIR.HIZO DOS COPIAS E LES ENTREGO AL ENCARGADO PARA QUE PUDIERA FIRMAR UNA Y QUEDARSE CON UNA COPIA.ES LO QUE

HIZO ANTOINE EN EL MES DE ENERO.ENTONCES LA EMPRESA LO CONTESTÓ A MITAD DE NOVIEMBRE. NO ESTABA SORPRENDIDO SABIA QUE VAN A CONTESTAR POSITIVAMENTE EN SU PETICIÓN. ASI QUE FIRMO LOS MAS DE VEINTE DIAS QUE LO DIERON DE VACACIONES. EL TREINTA DE NOVIEMBRE ERA SU ULTIMO DIA DE VACACIONES. TENIA DOS DIAS ANTES DE VIAJAR A SU PAIS DE ORIGEN.EL COLÉ DE LOS NIÑOS SABIAN TAMBIEN QUE LOS NIÑOS TENIAN PREVISTO SALIR DEL PAÍS. PIDIÓ AYUDA A SUS AMIGOS DE LLEVARLES AL AEROPUERTO .ERA UN DIA LABORAL QUANDO SALIERON DE CASA E TODOS SUS AMIGOS QUE TENIAN COCHE TRABAJABAN AQUEL DIA.TUVO QUE IR CON EL METRO HASTA EL AEROPUERTO MENOS MAL QUE VENIERON TRES DE SUS AMIGOS QUE LE ACOMPAÑARON.ERA CON ROYAL AIR MARRUECOS E LUEGO A CASABLANCA COGIÓ OTRO VUELO HASTA SU PAÍS. TENIA QUE HACER NUEVE HORAS DE VIAJE HASTA SU PAIS CON UNA PARADA DE CUARENTA Y CINCO MINUTOS. CON LOS NIÑOS NO ERA FACIL PENSABA PERO LES GUSTABA EL AVION PORQUE DENTRO SE LES REGALARON JUGUETES Y COSAS PARA PINTAR ENTONCES ESTABAN ENTRETENIDOS.NO SE ABURRÍAN ERA LO PRINCIPAL.ANTOINE Y SU MUJER MIRABAN PELICULAS O ESCUCHABAN MÚSICA. CUANDO LLEGO LA HORA DE LA COMIDA LO HICIERON BIEN.TODO SALIÓ A LA PERFECTION.LLEGARON DE MADRUGADA A SU PAIS ERA LAS QUATRO DE LA MADRUGADA.SU HERMANO ESTABA AHÍ CON EL COCHE AL AEROPUERTO ESPERANDOLES EN EL PARQUIN.AHORA ERA UNA

NOVEDAD NO SE PERMITÍAN FAMILIARES DENTRO DEL TERMINAL DE LLEGADAS.TENIAN QUE ESPERAR EN EL APARCAMIENTO LUEGO SALIA UN EMPLEADO A LLAMAR EL NOMBRE DEL FAMILIAR PARA QUE VINIERA A POR LAS MALETAS.ERA UN LIÓ. CUANDO LLEGARON DESPUÉS DE NUEVE HORAS A SU PAÍS, EN EL AEROPUERTO TARDARON CASI UNA HORA MAS.PRIMERO BAJANDO DEL AVION TENIAN QUE PASAR EL PRIMER CONTROL QUE ERA LA LIBRETA AMARILLA DE SALUD.ERA OBLIGATORIA TENERLA PARA VER SI TENIA PUESTA LA VACUNA DE LA FIEBRE AMARILLA QUE ERA OBLIGATORIA PARA ENTRAR EN EL PAÍS SOBRE TODO QUE TE DEN LOS VISADOS CORESPONDIENTES.TODO EL MUNDO TENIA QUE LEVANTAR LA TARJETA ARRIBA PARA QUE LOS AGENTES DE POLICIA VEÍAN QUE LA TENÍA. LUEGO COMO HABIA MUCHA GENTE A VECES ELEGIAN AL HAZARD ALGUNOS VIANDANTES PARA QUE ENSEÑARAN A LAS AUTORIDADES CORRESPONDIENTES LA LIBRETA AMARILLA CON LAS VACUNAS A DÍAS. ANTOINE COMO TENIA NIÑOS NO LO PARARON PASO EL PRIMER CONTROL SIN MUCHOS APUROS PORQUE TENIA QUE VIGILAR A SU FAMILIA PARA QUE PERMANEZCA JUNTOS QUE NADIE SE PERDIERA.LUEGO EL SIGUIENTE CONTROL ERA EL MAS LARGO.TENIA QUE RELLENAR LAS TARJETAS DE EMBARQUES. NOMBRES APELLIDOS DIRECCIONES PAÍS NUMERO DE PASAPORTES DE EL Y DE LOS NIÑOS.

LA MUJER TENIA QUE RELLENAR LAS SUYAS.ANTOINE LA SUYA Y DE LOS NIÑOS PORQUE ES EL QUE TENIA LOS PASAPORTES DE LOS NIÑOS.ANTOINE TARDÓ COMO UNOS QUINCE MINUTOS EN RELLENARLAS.SU MUJER HABIA TERMINADO Y DIJO A ANTOINE QUE ELLA SALDRA PRIMERA PARA IR A CONTROLAR LAS MALETASPORQUE CASI TODO EL MUNDO HABIA SALIDO.HABIA TRES FILAS .LA DE LA DERECHA LOS QUE TENIAN VISADOS EUROPEOS AMERICANOS ETC..LA DEL MEDIO LOS QUE TENIAN PASAPORTE DE ALGUNO PAIS AFRICANO E LA DE LA IZQUIERDA LOS QUE TENIAN PASAPORTE DE ESTE PAÍS O SEA LOS NACIONALES.LA MUJER DE ANTOINE ESTABA EN LA FILA DE LA IZQUIERDA CUANDO TERMINÓ DE RELLENAR SU TARJETA SE PUSO AHÍ. QUERIA SALIR PRONTO PARA VIGILAR LAS MALETAS PORQUE AVECES HABIA ROBOS.ANTOINE SE QUEDÓ CON LOS NIÑOS .CUANDO TERMINÓ DE RELLENAR LAS TARJETAS DE EMBARQUES SE PUSO CON LOS NIÑOS A LA FILA DE LA DERECHA. ESTABA LARGA TODAVÍA LLENÓ DE EUROPEOS FRANCESES EAPAÑOLES INGLESES AMERICANOS TAMBIEN.ESTABA EL ULTIMO DE LA FILA. OÍ LA VOCE DE LA INSPECTORA DE POLICIA DE FRONTERA DECIR A VOZ ALTA" LOS PADRES CON NIÑOS A DELANTE POR AQUI". ABRIÓ OTRO CORDÓN MAS A LA DERECHA. ANTOINE EN ESTE MOMENTO ERA EL UNICO CON NIÑOS OTROS YA HABIAN SALIDO. ANTOINE SE ACERCO SALUDO A LA INSPECTORA DE POLICIA LA CONTESTÓ Y LA DEJO ACERCARSE CON LOS NIÑOS AL CONTROL DE PASAPORTES Y VISADOS.ENTREGÓ LOS

TRES PASAPORTES A LA SEÑORA.LA SEÑORA CONTESTÓ DE UNO EN UNO.PRIMERO LOS NIÑOS.ENTREGÓ EL PASAPORTE DE NIÑO MAYOR.ELLA RECIBIÓ EL PASAPORTE ECHÓ UN VISTAZO E PREGUNTÓ TENÉIS LOS VISADOS EN REGLAS ¿ A ANTOINE LO SORPRENDO LA PREGUNTAS Y CONTESTÓ CLARO QUE SI NO LO HAS VISTO EN EL PASAPORTE QUE TE ACABO DE ENTREGAR? LA AGENTE NO CONTESTÓ COGIÓ LOS DOS PASAPORTE LES ECHÓ UN VISTAZO Y LES PUSO EN LA MESA.DIJO AL MAYOR DE ACERCARSE HABÍA UNA CAMARA WEBCAM LO SACÓ LA FOTO A EL E LUEGOS A ANTOINE Y SU HIJA.ANTOINE LA PREGUNTÓ PORQUE LA SACAS LAS FOTOS E CONTESTÓ QUE ERA EL NUEVO REGLAMENTO PARA LOS NO NACIONALES.ES VERDAD QUE MUCHOS PAISES AFRICANOS PARA NO DECIR TODOS TIENEN UN COMPLEJO QUANDO UN AFRICANO TIENE ALGÚN PASAPORTE EUROPEO.SI NO QUIEREN QUE PAGA ALGÚN DINERO LO VAN A INTENTAR COMPLICAR LA ENTREDA A SU PROPRIO PAYS.TARDARON AHÍ CASI MAS DE VEINTE MINUTOS E AL FINAL LES PUSO EL SELLO DE ENTRADA AL PAÍS. CUANDO ANTOINE LLEGO A LA SALLA DE LAS MALETAS SU MUJER LA TENIAN TODAS.YA NO HABÍA TANTA GENTE.BUSCO UN CARO Y METIÓ TODAS LAS MALETAS .HABIA UN ULTIMO CONTROL EL DE LAS MALETAS.MUCHOS AEROPUERTOS NO TIENEN EL SYSTEMA DE VER EL INTERIOR DE LA MALETA SIN ABRIRLA.EN AFRICA LOS AGENTES DE LA ADUANA SIEMPRE QUIEREN ABRIR LAS MALETAS AVER SI ESCONDES ALGO VALIOSO O SI NO QUIERES PAGAR

ADUANA.UNA MANERA ABSURDA DE ROBAR EL DINERO DE LOS VIAJANTES.CUANDO LLEGABA A LA SALIDA SE ACERCO UN AGENTE DE ADUANA JOVEN EDUCADO UN POCO GORDO POR SU EDAD LOS SALUDO Y LO PREGUNTO SI TENÍA LOS TICKETS DE LAS MALETAS. MIESTRAS LAS ENSEÑABA SU HIJA LO PREGUNTÓ SI VAN A TARDAR MUCHO.HABLO EN ESPAÑOL.EL AGENTE SEGURAMENTE QUERIA DECIRLE QUE ABRA LAS MALETAS PERO COMO VÌ QUE ANTOINE TENIA NIÑOS PEQUEÑOS SOLO LO PREGUNTÓ SI TENIA ALGO QUE DECLARAR. ANTOINE CONTESTÓ QUE NO.

LLEGANDO EN LA SALIDA UN AGENTE DEL AEROPUERTO LO PREGUNTO SI TENIA UN FAMILIAR AQUÍ. ANTOINE CONTESTÓ QUE SU HERMANO MENOR TENIA PREVISTO VENIR A RECOGERLO.COMO SE LLAMA?ANTOINE DIO SU NOMBRE .ESPERAME AQUÍ JUSTO AL LADO DE LA PUERTA DE ENTRADA. COMO TENIA NIÑOS TODOS QUERIAN AYUDARLES ADEMAS DE LA SOLIDARIDAD AFRICANA.PERECE QUE TODO EL MUNDO VIVE EN UNA MISMA CASA.ANTOINE ESPERÓ UNOS MINUTOS Y VIO SU HERMANO APARECER.AHORA LA ENTRADA DE LOS FAMILIARES EN EL AEROPUERTO ESTABA PROHIBIDO TENIAN QUE ESPERAR EN EL APARCAMIENTO LUEGO SALIA UN EMPLEADO DEL AEROPUERTO A LLAMAR A UN FAMILIAR PARA QUE VENGA.EL FAMILIAR CRUZABA LA CALLE QUE SEPARABA EL PARQUIN AL AEROPUERTO Y LO DEJABA ENTRAR.

ANTOINE SE ABRAZÓ CON SU HERMANO QUE ERA DE DOS O TRES AÑOS MENOR QUE EL.ABRAZO TAMBIÉN AL RESTO DE LA FAMÍLIA. HABIA VENIDO CON EL COCHE DE LA FAMÍLIA. ESTABA APARCADO EN EL PARQUIN .SE FUERON AHÍ EMPUJANDO EL CARRITO CON LAS MALETAS HASTA LLEGAR A DONDE ESTABA EL COCHE.ENTRARON Y SE FUERON A LA CASA DE SUS PADRES.ERA LAS CINCO DE LA MADRUGADA LES ESTABAN ESPERANDO EL RESTO DE LA FAMÍLIA. SU MADRE SU SEGUNDO HERMANO Y SU SEGUNDA HERMANA.EL SEGUNDO HERMANO TENIA DOS NIÑAS ADOLESCENTES. LA SEGUNDA HERMANA ERA SOLTERA SIN HIJOS.HABIA TAMBIÉN LA MUJER DE SU HERMANO MENOR .TODOS ESTABAN ESPERANDOLES.

CAPÍTULO 6

EL SALÓN DE LA CASA ERA GRANDE TENIA DOS SOFAS Y UN COMEDOR GRANDE.TENIA CINCO HABITACIONES GRANDES.UNA TELÉ GRANDE APARATOS DE MÚSICA.ALREDEDOR DE LA CASA DE LA FAMILIA HABIA JUSTO ENFRENTE UNA COCINA GRANDE CON NEVERA MICROONDA FUEGO DE GAZ LAVADORA.ES VERDAD QUE EN AFRICA POCAS PERSONNAS TIENEN LAVADORAS EN CASA. AL LADO DERECHA DE LA COCCINA HABIA DOS

HABITACIONES,LA PRIMERA ERA LA HABITACION DEL SEGUNDO HERMANO DE ANTOINE PERO AHORRA SE CONVIRTIÓ A LA COCINA DEL HERMANO MENOR DE ANTOINE QUE VIVIA AHÍ CON SU MUJER.PEGADO A LA COCINA ESTABA EL APARTAMENTO DEL AQUEL HERMANO.TENIA UNA HABITACIÓN Y UN SALON CON COMEDOR INCLUDO.AL LADO IZQUIERDA DE LA COCINA ESTABA LOS BAÑOS Y SERVICIOS INCLUIDOS.ERAN PARA TODA LAS FAMILIAS Y VISITANTES.AL EXTREMO IZQUIERDA HABIA OTRA HABITACIÓN. AHÍ VIVÍA SU SEGUNDO HERMANO,ERA UN APARTAMENTO CON UNA HABITACIÓN Y UN SALON.NO HABIA NI BAÑO NI COCINA.SU HERMANO MAYOR NO ERA CASADO PERO TENIA DOS HIJAS CON DOS MUJERES DIFERENTES O SEA CADA HIJA TENIA SU MADRE.LA PRIMERA HIJA, SU MADRE MURIÓ HACÍA COMO UNOS DÍEZ AÑOS CUANDO SU HIJA TENIA CÍNCO AÑOS. VIVÍA CON SU MADRE A PRINCIPIO LUEGO QUANDO ELLA MURIÓ SE QUEDO CON SU TIA QUE NO TENIA TIEMPO PARA CUIDAR DE ELLA ,ENTONCES TUVO QUE LLEVARLA A SU PADRE QUE ERA ESE HERMANO MAYOR DE ANTOINE.LA SEGUNDA HIJA DEL HERMANO DE ANTOINE ERA MENOR DE QUATRO AÑOS.SU MADRE VIVIA EN EL MISMO BARRIO.LA DOS FAMILIA SE CONOCÍA PERO YA NO ERAN JUNTOS.TUVIERON ESA NIÑA CUANDO SALIAN DE JOVEN PERO AHORRA CADA UNO TENIA SU VIDA.

EL PATIO ERA MUY GRANDE SE PODIA APARCAR HASTA DOS COCHES DENTRO.EN EL LADO IZQUIERDO DEL PATIO

HABIA DOS APARTAMENTOS DE DOS Y TRES HABITACIONES.ESTABAN ALQUILADOS A DOS FAMILIAS.LA DE TRES HABITACIONES ERA UNA FAMILIA CON DOS NIÑOS PEQUEÑOS. SU PADRE TRABAJABA AL AEROPUERTO TENIA MUCHO DINERO Y SU MUJER ERA JOVEN Y GUAPA. EN EL APARTAMENTO DE AL LADO ERA OTRA FAMILIA SIN HIJOS.ERA UNA PAREJA DE UNOS CINCUENTA AÑOS. SUS HIJOS ERAN MAYORES E NO VIVIAN AHÍ. PERO LAS DOS FAMILIAS SE CONOCÍAN. ERA ENORME EL CHALET ,EN AFRICA SE LLAMA MANSIÓN.

CUANDO LLEGO ANTOINE Y SU FAMÍLIA ERA LAS CINCO Y MEDIA DE LA MADRUGADA. SU HERMANO APARCÓ EL COCHE EN EL PATIO SALIERON TODOS Y LLEGARON LA MADRE DE ANTOINE SU HERMANA SU HERMANO SUS SOBRINAS SU CUÑADA LA MUJER DE SU HERMANO ABRAZOS CON PALABRAS DE BIENVENIDOS EN SU DIALECTO ABRAZARON CON EL MISMO AMOR A SU MUJER E SUS HIJOS.SACARON CON LA MISMA ALEGRIA LAS MALETAS E SU FUERON TODOS EN EL SALON ERA GRANDE CON VARIOS SOFÁS.LES LLEVARON A SUS HABITACIONES.ERAN DOS .LA DE LOS NIÑOS Y LA DE ELLOS.PERO LOS NIÑOS NO QUERÍAN DORMIR AHÍ DECIAN QUE TENIAN MIEDO.AL FINAL ANTOINE DIJO QUE VAN A DORMIR POR LO MENOS ESA NOCHE JUNTOS.LA CAMA ERA GRANDE Y HABÍA UN COLCHON AL SUELO PARA LOS NIÑOS. ASÍ PASARON LA NOCHE PERO ANTES DE DORMIR SE CAMBIARON VOLVIERON AL SALON Y ABRIERON LAS MALETAS.

EN AFRICA LA PRIMERA COSA QUE UNO TIENE QUE HACER CUANDO VIENE DE EUROPA ES ABRIR LAS MALETAS Y DISTRIBUIR LOS REGALOS A TODOS LOS FAMILIARES.ANTOINE TENIA DOS MALETAS PARA ESO.UNA PARA ELLOS QUATRO LLENO DE ROPAS Y SABATOS EN FIN LO NECESARIO PARA PASAR UNAS SEMANAS AHÍ. LUEGO HABIA UNA MALETA PARA LA FAMÍLIA DE SU MUJER.A SU MADRE LA GUARDO MEDECIMAS Y SABATOS Y UN POCO DE DINERO.A SU HERMANO MAYOR UNAS ZAPATILLAS DEPORTIVAS UNA CAMISA Y UN POCO DE DINERO. A SU HERMANA MAYOR LO GUARDO SABATOS RELOJ ROPA DE MARCA Y COMO NO UN POCO DE DINERO.A SU HERMANO MENOR LO GUARDO ZABATOS DE VESTIR ZAPATILLAS DEPORTIVAS DE COLOR AZUL Y UNAS DE COLOR GRIS UNAS CAMISETAS Y UN POCO DE DINERO.A LA MUJER DE SU HERMANO LO GUARDO ZABATOS DE VESTIR PERFUME. A LAS DOS SOBRINAS UNOS ZAPATOS Y UN POCO DE DINERO.TODO EL MUNDO ESTABA CONTENTO. ES IMPORTANTE DAR A LA GENTE ADEMAS DE LOS REGALOS TENIA QUE DARLES UN POCO DE DINERO EN EFECTIVO.EN AFRICA EL DINERO ERA MUY IMPORTANTE. LA GENTE TE RECORDABA EN FUNCIÓN DE LA CANTIDAD DEL DINERO QUE LES DABA.DESPUES DE ABRIR Y DISTRIBUIR LOS REGALOS A TODA LA FAMÍLIA SE FUERON A DORMIR.ERA LAS SIETE Y MEDIA DE LA MAÑANA. DURMIERON HASTA LA UNA DE LA TARDE.SE DUCHARON E COMIERON.AHORA TOCABA IR A VER LA FAMILIA DE SU MUJER.

SE FUERON CON UN TAXI PORQUE SUS HERMANOS SE FUERON A TRABAJAR CON LOS COCHES Y NO HABIA NADIE PARA LLEVARLES.SE FUERON CON DOS MALETAS.PAGARON UNOS DOS MIL FRANCOS PARA LLEGAR A LA CASA DE SU MUJER. EL TAXI LES DEJO EN EL BARRIO.PARA LLEGAR EN LA CASA FAMILIAR DE SU MUJER YA NO SE ACORDABA DEL CAMINO.TUVIERON QUE LLAMAR AHÍ PARA QUE VENGA ALGUIEN A RECOGERLES.MANDARON A UNO DE LOS SOBRINOS DE SU MUJER. ANTOINE NO LO RECONOCÍ NI SU MUJER PERO EL CHICO SI QUE NOS RECONOCIÓ Y LLAMO A LA MUJER DE ANTOINE POR SU NOMBRE DE PILA.EMPEZARON A SEGUIRLE. TARDARON UNOS QUINCE MINUTOS EN LLEGAR A LA CASA FAMILIAR DE SU MUJER.ESTABAN AHÍ ESPERANDOLES .SE SALUDARON.EL AMBIENTE ERA UN POCO FRÍO PORQUE LA FAMILIA DE SU MUJER PENSABA TODAVÍA EN TODAS LAS COSAS QUE LA MUJER DE ANTOINE LES DECÍA CUANDO ERA ENFERMA.AUNQUE HABIAN ARREGLADOS SUS PROBLEMAS Y QUE DESDE EUROPA LA MUJER HABIA TRANQUILIZADO A SUS FAMILIARES QUE TODO ESTABA BIEN SEGUÍAN PENSANDO MAL DE ANTOINE QUE EL QUERIA MATAR A SU HIJA.HABLARON DEL TEMA DURANTE HORAS.

MIENTRAS ESTABAN HABLANDO LLEGARON OTRAS PERSONAS DEL VECENDARIO LA MUJER DE ANTOINE DIO SU NUEVA VERSIÓN DE LOS HECHOS Y SE TRANQUILAZARON CULPANDO A SU MEDICO DE

CABECERA QUE LA DIO UNA PASTILLA EN SU MOMENTO QUE LA DESTABILIZO Y LA EMPUJÓ A CREER TODAS ESTAS COSAS QUE EMPEZO A CONTAR A LA GENTE Y A ELLOS PERO QUE DEJAN A SU MARIDO EN PAZ QUE YA NO TENIA NADA QUE VER EN ESE ASUNTO.QUE YA SE HABÍAN RECONCILIADO. DICIENDO ESO Y COGIENDO LA MANO DE ANTOINE CERRARON FILAS.ENTONCES UNO DE SU TIO DIJO A SU MUJER ESTE SEÑOR SIGUE SIENDO TU MARIDO ELLA CONTESTÓ DICIENDO QUE SI. ENTONCES SU TIO QUE ERA MUY COMPREHENSIVO DIJO AL RESTO DE LA FAMÍLIA DE OLVIDAR ESE ASUNTO.ERA EL UNICO HOMBRE LOS DEMAS ERAN MIJERES.DESDE ENTONCES SE CALLARON.LOS VECINOS VENIAN A SALUDAR A LA FAMÍLIA. ANTOINE INVITÓ TODO EL MUNDO A BEBER.DIO DOS BILLETES DE 10.000 FRANCOS Y SE FUERON A COMPRAR BEBIDAS.

POR LA TARDE REGRESÓ A SU CASA SOLO,LA MUJER Y LOS NIÑOS SE QUEDARON AHÍ A LA CASA DE LA FAMILIA DE SU MUJER POR UNOS DIAS.CADA DOS DIAS IBA A VISITARLES.ESTABAN BIEN AHÍ. SE QUEDARON HASTA DOS DIAS ANTES DE QUE VUELVAN A MADRID.EL VIAJE DE CASI UN MES SE ACABABA EMPEZARON CON LOS ADIOS Y LOS REGALOS DE LA DOS FAMILIA.ROPAS AFRICANA COMIDA PREPARADA INGREDIENTES DE AFRICA ERAN DOS MALETAS LLENOS.CUANDO LLEGARON EN EL AEROPUERTO LES OBLIGARON A CERRAR TODAS LAS MALETAS CON CINTA BLANCA.HABIA UNA PERSONA QUE LO HACIA AHÍ EN EL AEROPUERTO

POR UNOS DOS MILLES FRANCOS.OTRA VEZ PASAR DOS CONTROLES SACANDOLES FOTOS.LLEGARON TARDE AL ULTIMO CONTROL CASI LES BAJABAN LAS MALETAS EN EL AVIÓN. CUANDO ENTRARON EL AVIÓN ESTABA LLENO LA GENTE LES MIRARON UN POCO RAROS LUEGO SE DIJERON CUENTA QUE ESTABAN CON NIÑOS PEQUEÑOS.EL AVION DESPEGÓ CON MEDIA HORA DE RETRASÓ. PERO LLEGARON BIEN.EL DIA SIGUIENTE ANTOINE EMPEZÓ A TRABAJAR.

SU VIDA VOLVIÓ A LA NORMAL O ES LO QUE PENSABA.UN PART DE MESES DESPUES ERA PRECISAMENTE EN EL MES DE MAYO CUANDO SU MUJER ENCONTRÓ UN TRABAJO,CINCO MESES DESPUÉS DE HABER VUELTO EN SU PAIS DE ORIGEN. ERA EN UNA RESIDENCIA.TRABAJABA SOLO DURANTE LOS FINES DE SEMANAS.PODIA DEJAR LOS NIÑOS POR LA MAÑANA Y RECOGERLES POR LAS TARDES AL COLÉ CUANDO ANTOINE NO PODIA POR LAS TARDES.COMO TRABAJABA EN LOS MUNICIPIOS SALÍA MUY PRONTO DE CASA Y TERMINABA SOBRE LAS QUATRO DE LA TARDE.HAY TARDES QUE TERMINABA SOBRE LAS SEIS CUANDO A UN COLEGA SE LO COMPLICABA EL TRABAJO TENIA QUE IR A AYUDARLE. ESE TRABAJÓ ERA EL MAS MALO Y DURO QUE ANTOINE HABÍA HECHO.PERO SEGUIA AGUANTADO AHÍ POR LOS NIÑOS QUE OTRAS RAZONES QUE A JACQUES NO LO EXPLICÓ. UN MES DESPUES DE EMPEZAR EL TRABAJO SU MUJER DIJO PRIMERO A SU FAMILIA DE SU PAIS POR TELEFONO QUE YA NO QUERIA

SEGUIR CON LAS MEDICACIÓNES.DICE ELLA QUE LAS PASTILLAS LA AGOBIABA QUE NO LO AGUANTABA.QUE LAS PASTILLAS LA QUITABA FUERZA QUE LO DABA MUCHO SUEÑO QUE SENTIA PEREZA CON ÉSAS PASTILLAS Y QUE HABÍA DECIDIDO INTERRUMPIRLAS.SU MADRE NO ESTABA DE ACUERDO PORQUE ANTOINE ESCUCHÓ POR TELEFONO CUANDO SU MADRE LA PREGUNTABA SI HABIA AVISADO AL DOCTOR.ELLA CONTESTÓ QUE NO. SU MADRE LO AVISÓ QUE PRIMERO HABIA QUE PLANTEARLO AL MEDICO.ELLA DIJO QUE NO.SU HERMANO LO DIJO LO MISMO ELLA CONTESTÓ DICIENDO QUE NO OTRA VEZ.ESTABA CANSADA DE TANTA PASTILLAS.ESO ERA COMPREHENSIBLE CASI DOS AÑOS TOMANDO PASTILLAS ESO ERA MUY DIFICIL DE AGUANTAR PARA CUALQUIERA PERO EL UNICO PROBLEMA ERA AVISARLO AL PSIQUIATRÍA PARA BUSCAR OTRA FORMA DE TRATAR CON EL PROBLEMA.TENIA CITA DENTRO DE DOS MESES.YA TENIA CASI TRES MESES SIN TOMAR LAS PASTILLAS.EMPEZARON A APARECER LOS SÍNTOMAS. SOSPECHABA DE TODO EL MUNDO.EMPEZO A QUEJARSE OTRA VEZ DE ANTOINE DICIENDO QUE NO LO QUERIA SE FUE OTRA VEZ A DECIRLO A LA GENTE DE LA IGLESIA QUE FRECUENTABAN JUNTOS.VENIERON DOS DE SUS AMIGOS A DARLES CONSEJOS PARA ARREGLAR SUS ASUNTOS FAMILIARES.ANTOINE LES CONTÓ LA VERDADERA VERSIÓN QUE ELLA HABIA DEJADO SU TRATAMIENTO HACE MAS DE DOS MESES Y LO QUE DECIA LAS QUEJAS NO ERA VERDAD SOLO ERA UNA

RECAÍDA QUE ESTABA OCURRIENDO. LES CONTÓ TODO LO QUE PASÓ ESTOS ULTIMOS MESES.YA CASI NO HACIA LA COMIDA.CUANDO LA HACIA ERA FATAL.

TRABAJABA EN UNA RESIDENCIA LOS FINES DE SEMANA.SABADO Y DOMINGO POR LA TARDE Y TENÍA TIEMPO PARA LLEVAR LOS NOÑOS Y RECOGERLES DEL COLÉ .ACEVES NO LO HACÍA POR LA TARDE LO LLAMABA PARA QUE ANTOINE VAYA A RECOGERLES ELLA DICIENDO QUE NO PODÍA. UN MES DESPUÉS PERDIÓ EL TRABAJO Y NO LO DIJO A ANTOINE.COMO ANTOINE LO SUPO? TODOS LOS DIAS SU CASO IBA A PEOR.LOS AMIGOS DE ANTOINE LA ACONSEJARON DE IR A HABLAR CON LOS SERVICIOS SOCIALES DEL HOSPITAL PSIQUIÁTRICO QUE IBA.ANTOINE PIDIÓ UNA CITA Y SE FUE A VERLA ERA UNA SEÑORA. LO CONTÓ TODO LO QUE ESTABA ATRAVESANDO QUE EMPEZARON LAS DISCUSIONES LAS QUEJAS Y TODO ESO.QUE HABIA PARADO DE TOMAR LAS PASTILLAS Y QUE LLEVABA MAS DE TRES MESES SI MEDICARSE.ESCRIBIA TODO LO QUE ANTOINE DECÍA. DESPUES LO HIZO UNA PREGUNTA."QUIERES QUE VAYAMOS A POR ELLA O QUE VENGA ELLA SOLA? ANTOINE DIJO QUE PRIMERO INTENTAR CONVENCERLA PARA QUE VENGA ELLA MISMA.ENTONCES LA SEÑORA QUE ERA DIRECTORA DEL HOSPITAL PREGUNTÓ A ANTOINE A QUE HORA SU MUJER SUELE ESTAR EN CASA.ANTOINE DIJO QUE SOBRE LAS DIEZ Y MEDIA ONCE QUANDO YA HABIA DEJADO LOS NIÑOS AL COLÉ. MANDARÉ UNA MEDIADORA DEL

HOSPITAL A VERLA.NO LA DIGAS NADA SOLO PROCURA QUE ESTÉ EN CASA.ES LO QUE PASÓ ESTABA EN CASA HASTA LAS DIEZ Y CUARTO Y LUEGO SALIÓ DE CASA SIN DECIR NADA.ANTOINE HABÍA PEDIDO TRES DIAS LIBRE EN EL TRABAJO PARA INTENTAR ARREGLAR ESE ASUNTO.CUANDO ELLA SALIÓ DE CASA SOBRE LAS DIEZ Y MEDIA LA MUJER DEL HOSPITAL NO HABIA VENIDO TODAVIA.ELLA LLEGÓ SOBRE LAS ONCE Y TUVO QUE ESPERAR FUERA HASTA LAS TRECE HORAS SIN QUE ELLA VOLVIERA DE CASA.HIZO ASI DURANTE DOS DIAS Y NO HABIA MANERA DE HABLAR CON ELLA.ENTONCES VOLVIÓ AL HOSPITAL Y LA SEÑORA DE LOS SERVICIOS SOCIALES SE FUE A HABLAR CON SU MEDICO Y LO DIJO QUE LA UNICA MANERA ERA DE LLAMAR A LA AMBULANCIA PARA QUE LA LLEVAN AL HOSPITAL SIN SU CONSENTIMIENTO PERO HABIA QUE LLLEVAR LOS NIÑOS FUERA PARA QUE NO VEÍA LA ESCENA.LA SEÑORA DEL HOSPITAL LO DIJO DE IR AL CONSULTA NUMERO.... PARA HABLAR CON SU PSIQUIATRA PARA QUE LO FIRME EL PAPEL QUE LO VA HA SERVIR PARA PODER LLAMAR AL AMBULANCIA.TODO IBA MUY RAPIDO.LLAMO A UN AMIGO PARA LLEVAR LOS NIÑOS FUERA.ELLA NO ESTABA EN CASA HASTA LAS TANTAS.YA NO PODIA LLAMAR.LLAMO EL DIA SIGUIENTE.EL CONDUCTOR DEL AMBULANCIA LO DIJO DE LEER LA CARTA Y LA FECHA Y COMO LA FECHA ERA DEL DIA ANTERIOR EL LO DIJO DE VOLVER AL HOSPITAL PARA ACTUALIZAR LA FECHA.ES LO QUE HIZO ANTOINE.VOLVIO A CASA Y LLAMÓ AL AMBULANCIA. ANTES DE VENIR LLEGÓ PRIMERO LA

POLICÍA ERA UNA SOLA PATRULLA CON DOS POLICÍAS UN HOMBRE Y UNA MUJER.SE PRESENTARON ANTOINE TAMBIEN PRESENTÓ SU DOCUMENTO DE IDENTIDAD NACIONAL..

LUEGO LLEGO POR FIN EL AMBULANCIA CON MAS DE UNA HORA DE RETRASÓ.ENTRÓ PRIMERO EL MEDICO PSIQUIATRÍA LUEGO DOS POLICIAS MUY ALTOS.ELLA ESTABA EN LA COCINA,SALIÓ CON LOS NIÑOS Y LA DIJERON QUE SALIERA DE LA COCINA Y QUE VAYA FUERA CON ELLOS.QUERIA NEGARSE LUEGO LA POLICÍA LA DIJO"SEÑORA TIENE DOS POSIBILIDADES O VIENE CON TU PROPRIA VOLONTAD O SERA A LA FUERZA.QUANDO ELLA VÌ QUE NO ERA BROMA SALIÓ Y LES SIGUIÓ BAJANDO LAS ESCALERAS Y AL FINAL ENTRÓ EN EL AMBULANCIA. ANTOINE LUEGO VOLVIÓ CON SUS NIÑOS A CASA .MEDIA HORA MAS TARDE RECIBIÓ LA LLAMADA DEL MEDICO DE GUARDIA PORQUE ERA DE NOCHE.ELLA LA DIJO EN QUE HOSPITAL LA LLEVARON Y QUE VENGA MAÑANA A HABLAR CON LA MEDICO. ANTOINE YA HABIA PASADO POR ESO ERA TRANQUILO SERENO DUCHO A SUS NIÑOS Y LES METIO EN LA CAMA.LES LLEVO AL COLÉ POR LA MAÑANA Y SE FUE A TRABAJAR LUEGO TRABAJANDO SOBRE LAS DIEZ Y MEDIA RECIBIÓ LA LLAMADA DE LA PSIQUIATRA QUE LA PREGUNTÓ QUE HABIA PASADO EN ESTOS ULTIMOS MESES.ANTOINE EMPEZÓ A CONTARLES LO QUE HABIA PASADO.TARDO COMO CUARENTA MINUTOS EN CONTARLA LO QUE HABIA PASADO CONTESTANDO A ALGUNAS PREGUNTAS

DE LA PSIQUIATRA. ELLA LE CITÓ DENTRO DE DOS DÍAS POR LA MAÑANA.AGRADECIÓ EL ESFUERZO DE LA PSIQUIATRA Y COLGÓ. ANTOINE PENSÓ QUE EN DOS DIAS TENIA TIEMPO PARA PEDIR EL DIA LIBRE.ASI FUE ANTOINE PEDÍ EL DIA AL TRABAJO Y SE LO CONSIGUIERON.EL DIA DE LA CITA EL LLEGO UN POCO PRONTO PASO LOS CONTROLES Y EN EL MONSTRADOR HABLO CON LA ENFERMERA QUE LO DIJO DE ESPERAR UN POCO.LO ENSEÑO DONDE ESTABA SU MUJER EN LA HABITACIÓN. CUANDO ENTRÓ ELLA ESTABA TUMBADA PRIMERO ENTRÓ LA ENFERMERA SE DIO CUENTA QUE NO HABIA NADIE MAS SOLO SU MUJER E LA DIJO HOLA MIRA QUIEN VIENE A VERTE,CUANDO ENTRÓ ANTOINE ELLA SE LEVANTO ENTRÓ EN LOS BAÑOS DEL HABITACION Y SE ENCERRÓ AHÍ. PARECE QUE HABIA VISTO UN DEMONIO NO SALIÓ HASTA QUE SE FUERON ANTOINE Y LA ENFERMERA.CUANDO LLEGO LA HORA SE FUE AL DESPACHO DE LA MEDICO.EMPEZARON A HABLAR Y ANTOINE LO CONTÓ TODO LO QUE HABIA OCURIDO.EN LA MISMA SALA ADEMAS DE LA DOCTORA HABIA TRES PERSONAS MAS VESTIDA DE BLANCO CREO QUE ERAN UNIVERSITARIOS POR SUS ASPECTOS JÓVENES Y TOMANDO NOTAS COMO EN EL COLÉ. CUANDO TERMINÓ LA DOCTORA LO CONFIRMÓ QUE SU MUJER SE QUEDARIA AHÍ TODA LA SEMANA PARA VER COMO EVOLUCIONA.ASI FUE.ANTES DE SALIR LA ENFERMERA LO CONTÓ QUE SU MUJER SE HABIA DUCHADO CON LAS ROPAS PUESTAS AHORA ESTABA EN EL PASILLO MIRANDO POR LA VENTANA SE ACERCÓ DE

ELLA PARA DECIRLA ADIOS.NI CONTESTÓ PARECE QUE NO HABIA NADIE EN SU ALREDEDOR.LA ENFERMERA QUE LA ACOMPAÑABA REPITO LO QUE HABIA DIJO ANTOINE ""TU MARIDO TE ESTA DICIENDO ADIOS"NI CONTESTÓ NI SE VOLVIÓ,SEGUIA MIRANDO POR LA VENTANA.ELLA REPITIÓ LO QUE HABIA DICHO ANTOINE DOS VECES AÚN ASÍ ELLA NO CONTESTÓ Y SEGUÍ MIRANDO FIJAMENTE LA VENTANA.AL FINAL LA ENFERMERA DESISTIÓ DICIENDO A ANTOINE QUE ESTA MOSQUEADO CON TODO DESDE QUE ENTRÓ AQUÍ LA SEMANA PASADA NO HABLA CON NADIE PERO ESPERAMOS QUE CON LA MEDICACIÓN POCO A POCO SE ENCONTRARÁ MEJOR.SE DESPIDIÓ DE LA ENFERMERA Y SALIÓ DEL HOSPITAL. SE FUE A CASA HIZO ALGO DE COMER Y SE FUE A RECOGER A LOS NIÑOS.DURO DOS SEMANAS AL HOSPITAL HASTA QUE LA DIERON DE ALTA.CUANDO LLEGÓ A CASA SE PORTABA BIEN HABIA ACEPTADO COGER LA INYECCIÓN HABER DE LAS PASTILLAS.ERA UN GRAND PASO PORQUE RECONOCIÓ QUE ESTABA ENFERMA.DESDE AQUEL DIA TODA MEJORÓ NO SÓLO EN LA VIDA DE ELLA DE ANTOINE DE LOS NIÑOS DE SU FAMILIA EN SU PAÍS DE LA FAMILIA DE ANTOINE DE LA IGLESIA QUE FRECUENTABAN EN TODO AL FINAL.HASTA EL DIA DE HOY SIGUE CON EL TRATAMIENTO ENAMORADA DE ANTOINE AGRADECIDA POR EL AMOR EL AGUANTÉ QUE HIZO DURANTE TODO ESE PERIODO DIFICIL PARA TODOS.SOLO DABAN GRACIAS A DIOS DE HABER SALVADO A SU FAMILIA Y PODER VER AHORA A SUS NIÑO CRECER.

LA SEGUNDA PARTE DE ESTE LIBRO NOS AYUDARA A SACAR LECCIONES DE ESOS DIFERENTES CASOS QUE PUEDEN AYUDAR A TODOS QUE SEAMOS BLANCOS NEGROS AMARILLOS QUE VIVIMOS EN CUALQUIER RINCON DE LA PLANETA.HAY QUE ACEPTAR ÉSAS IDEAS TENIENDO UNA MENTE ABIERTA SIN JUZGAR NI CRITICAR TENIENDO EN CUENTA QUE MIENTRAS ESTAMOS VIVIENDO TODO NOS PUEDE CAYER ENCIMA UNA ENFERMEDAD MENTAL A NOSOTROS O A UN FAMILIAR O INCLUDO LA MUERTE.ENTENTEMOS TOMAR EL LUGAR DE LO QUE VIVIERON ESAS PERSONAS PARA PODER TENER UN BON PROVECHO DE ESOS EJEMPLOS PARA PODER AYUDAR AL PRÓJIMO.

CARTAS DE DIFERENTES JUICIOS QUE A TENIDO ANTOINE Y SU QUERIDA MUJER.

1- JUZGADO DE PRIMERA INSTANCIA ...
   PROCEDIMIENTO: FAMILIA.DIVORCIO
   CONTENCIOSO 000/000
   MATERIA: DERECHO DE FAMILIA.
   NEGOCIADO: S
   DEMANDANTE: D/DÑA..........ANTOINE.
   D/DÑA.......FIDELIA
   PROCURADOR D/DÑA ....FULANITO.
   DEMANDADO:D./DÑA ....FIDELIA.
   PROCURADOR D./DÑA ..FULANITA
   D/DÑA........ANTOINE
   PROCURADOR.D./DÑA ....FULANITO

DILIGENCIA DE ORDENACIÓN.

LETRADO/A DE LA ADMON.DE JUSTICIA QUE LA DICTA:D./DÑA TE MAN AN.
LUGAR: MADRID.
FECHA: VEINTICUATRO DE ENERO DE DEO MIL...

LOS ANTERIORES OFICIOS REMITIDOS POR EL COLEGIO DE ABOGADOS Y COLEGIOS DE PROCURADORES DE MADRID,UNANSE A LOS AUTOS DE SU RAZÓN. SE TIENE POR RESIGNADO EL LETRADO D.........LINTERNA PEREZ CON DOMICILIO PROFESIONAL SITO EN CALLE......NUMERO......PORTAL....NUMERO DE TELEFONO.... Y AL PROCURADOR D.......CAYO STEFEN CON DOMICILIO PROFESIONAL SITO EN CALLE.....NUMERO....CODIGO POSTAL .....NUMERO DE TELEFONO...... EN NOMBRE Y REPRESENTACIÓN DE DON.......ANTOINE...SE ALZA LA SUSPENSIÓN DE LAS ACTUACIONES,QUE FUE ACORDADA EN SU DIA HASTA LA RESOLUCIÓN DE DICHA PETICION,INDICANDO A LA PARTE DEMANDADA QUE LE RESTAN 20 DIAS DE PLAZO PARA CONTESTAR A LA DEMANDA.

CONTRA LA RESOLUCIÓN QUE SE NOTIFICA CABE RECURSO DE REPOSICIÓN ANTE EL LETRADO/A DE LA ADMON. DE JUSTICIA,MEDIANTE ESCRITO PRESENTADO EN EL

PLAZO DE DIEZ DIAS,CONTADOS DESDE EL DIA SIGUIENTE DE LA NOTIFICACIÓN,EXPRESANDO LA INFRACCIÓN COMETIDA A JUICIO DEL RECURENTE,SIN CUYOS REQUISITOS NO SE ADMITIRÁ LA IMPUGNACIÓN (ARRICULOS 451 Y 452 DE LA LEC).

LA INTERPOSICIÓN DEL RECURSO NO TENDRÁ EFECTOS SUSPENSIVOS RESPECTO DE LA RESOLUCIÓN RECURRIDA(ARTICULO 451.3 DE LA LEC.)

LO DISPONGO Y FIRMO. DOY FE.

EL/LA LETRADO/A DE LA ASMON DE JUSTICIA.

2- SEGUNDA CARTA RECIBIDA POR EL JUZGADO DE FAMILIA

JUZGADODE PRIMERA INSTANCIA NÚMERO......MADRID.
C/..........
TFNO:.....

PROCEDIMIENTO: INTERNAMIENTO 0000/000
MATERIA: CAPACIDAD.
SOLICITANTE: D./DÑA.........ANTOINE
INTERNADO :D./DÑA ....

DILIGENCIA DE CONSTANCIA._ EN MADRID,A ....

LA EXRIENDO YO EL/LA LETRADO/A DE LA ADMON.DE JUSTICIA PARA DEJAR CONSTANCIA DE QUE EN ESTA FECHA SE HA REMITIDO A D........ANTOINE C/....... POR CORREEO CERTIFICADO CON ACUSE DE RECIBO,SOBRE QUE CONTIENE EL/LOS DOCUMENTO/S QUE SEGUIDAMENTE SE INDICA/N CUYO CONTENIDO Y FINALIDAD IQUALMENTE SE EXPRESA/N:

_ COPIA LITERAL DE DECRETO ARCHIVO DE FECHA 1..._00_2... DICTADA EN EL JUICIO REFERENCIADO ,CON EXPRESIÓN DEL ASUNTO A QUE SE REFIERE,Y EN EL QUE CONSTA EL RECURSO QUE CABE CONTRA LA MISMA,EN EL PLAZO Y EL ÓRGANO ANTE EL QUE DEBE INTERPONERSE.

EN CUMPLIMIENTO DE LO DISPUESTO EN EL ARTICULO 160.1 DE LA LEC,EXTIENDO Y FIRMO LA PRESENTE. DOY FE.

EL/LA LETRADO/A DE LA ADMON.DE JUSTICIA.

ANTECEDENTES DE HECHO

PRIMERO:_ EN ESTE TRIBUNAL,ESTANDO EN FUNCIONES DE GUARDIA,CON FECHA .... PASADO SE HA RECIBIDO DEMANDA DE INTERNAMIENTO DE DÑA........... A INSTANCIA DE D........ EN LA QUE SE INTERESABA EL INTERNAMIENTO DE LA MISMA.ACORDANDOSE POR PROVIDENCIA DE FECHA.......LIBRAR OFICIO AL

CENTRO DE SALUD MENTAL CORRESPONDIENTE A LOS EFECTOS OPORTUNOS.

SEGUNDO:_ CON FECHA ....,SEGÚN CONSTA EN AUTOS,DÑA ....FUE INGRESADA EN EL HOSPITAL.......,AUTORIZANDOSE DICHO INTERNAMIENTO POR AUTO DE FECHA.....DICTADO POR EL JUZGADO DE PRIMERA INSTANCIA NÚMERO....EN EL PROCEDIMIENTO NUMERO 0000/000,UNIENDOSE COPIA DEL MISMO A LAS PRESENTES ACTUACIONES.

RAZONAMIENTOS JURIDICOS

UNICO:_ DISPONE EL ARTICULO 000.0 DE LA LEC,QUE CUANDO POR CIRCONTANCIAS SOBREVENIDAS DEJARE DE HABER INTERÉS LEGÍTIMO EN OBTENER LA TUTELA JUDICIAL PRETENDIDA,PORQUE SW HAYAN SATISFECHO,FUERA DEL PROCESO,LAS PRETENCIONES DEL ACTOR,O,POR CUALQUIERA OTRA CAUSA,SE PONDRÁ DE MANIFESTO ESTA CIRCONTANCIAS Y,SI HUBIERE ACUERDO DE LAS PARTES,SE DECRETARA POR EL SECRETARIO JUDICIAL LA TERMINACIÓN DEL PROCESO,SIN QUE PROCEDA CONDENA EN COSTAS.

PARTE DISPOSITIVA.

SE TIENE POR TERMINADO EL PRESENTE
PROCEDIMIENTO,AL HABER SIDO YA AUTORIZADO
EL INTERNAMIENTO QUE SE PRETENDE DE DÑA
..........,SEGUIDO A INSTANCIAS DE D.......
UNA VEZ FIRME LA PRESENTE RESOLUCIÓN
PROCEDASE AL ARCHIVO DE LOS AUTOS
.NOTIFIQUESE LA PRESENTE RESOLUCION AL
MINISTERIO FISCAL,HACIENDOLE SABER QUE
CONTRA LA MISMA CABE INTERPONER RECURSO
DE REVISION EN EL PLAZO DE CINCO DIAS ANTE
ESTE MISMO JUZGADO MEDIANTE ESCRITO EN EL
QUE DEBERÁ CITARSE LA INFRACCIÓN EN QUE LA
RWSOLUCION HUBIERA INCURRIDO.
ASI LO ACUERDO Y FIRMO.

LA LETRADA DE LA ADMON.DE JUSTICIA.

3_ JUZGADO DE PRIMERA INSTANCIA NUMERO...
DE MADRID.

N.I.G. 000001112222

PROCEDIMIENTO: FAMILIA.DIVORCIO
CONTENCIOSO 000/000
MATERIA:DERECHO DE FAMILIA.
NEGOCIADO: S
DEMANDANTE:D./DÑA............ANTOINE
D./DÑA.........
PROCURADOR D./DÑA...........
DEMANDADO:D./DÑA. ....
PROCURADORD./DÑA..........

DECRETO.

LETRADO/A DE LA ADMON.DE JUSTICIA SR/A
D./DÑA.........
LUGAR:MADRID.
FECHA: MIL..........

ANTECEDENTES DE HECHO.
_____

UNICO._ POR DECRETO DE FECHA 00 DE SEP. DE
0000 SE ADMITIÓ A TRÁMITE LA DEMANDA DE
FAMILIA.DIVORCIO CONTENCIOSO SOLICITANDO
ASIMISMO MEDIDAS PROVISIONALES
PRESENTADA POR EL PROCURADOR D./DÑA
...............EN NOMBRE Y REPRESENTACIÓN DE
D./DÑA ....,DESPLAZÁNDOSE A LA PARTE
DEMAMDADA PARA QUE,EN EL PLAZO DE VEINTE
DIAS,CONTESTASE EN FORMA A LA DEMANDA
,HABIENDO COMPARECIDO DENTRO DE DICHO
PLAZO A FIN DE SOLICITAR EL DERECHO A

ASISTENCIA JURIDICA GRATUITA,Y ACREDITADO LA PRESENTACIÓN DE DICHA SOLICITUD ANTE EL COLEGIO DE ABOGADOS.

FUNDAMENTOS DE DERECHO.
_____

UNICO._ HABIENDOSE SOLICITADO POR LA PARTE DEMANDADA EL RECONOCIMIENTO DEL DERECHO A ASISTENCIA JURIDICA GRATUITA,Y ACREDITADA LA PRESENTACIÓN DE LA CORRESPONDIENTE SOLICITUD ANTE EL COLEGIODE ABOGADOS,PROCEDE,CONFORME A LO DISPUESTO EN EL ARTICULO 16 DE LA LAJG,TENER POR SOLICITADO TAL DERECHO,DAR CUENTA AL ACTOR DE DICHA CIRCUNSTANCIA,Y ACORDAR LA SUSPENSIÓN DEL PLAZO PARA CONTESTAR A LA DEMANDA HASTA QUE POR EL CITADO COLEGIO SE DECIDA SOBRE LA SOLICITUD.

VISTOS LOS ARTICULOS CITADOS Y DEMAS DE GENERAL Y PERTINENTE APLICACIÓN.

PARTE DISPOSITIVA.
_____

SE TIENE POR SOLICITADI EL DERECHO A ASISTENCIA JURIDICA GRATUITA POR EL DEMANDADO D./DÑA.........

DÉSE CUENTA DE LA SOLICITUD A LA PARTE
ACTORA.Y AL MINISTERIO FISCAL..

SE SUSPENDE EL PLAZO CONCEDIDO AL
DEMANDADO D./DÑA.......
PARA CONTESTAR A LA DEMANDA EN ESTE
PROCEDIMIENTO,HASTA QUE,POR EL COLEGIO DE
ABOGADOS,SE PRODUZCA EL RECONOCIMIENTO O
DENEGACIÓN DE TAL DERECHO Y EN SU CASO,SE
PROCEDA A LA DESIGNACIÓN PROVISIONAL DE
ABOGADO Y PROCURADOR. NO OBSTANTE,SE
MANTIENE EL SEÑALAMIENTO DE LAS MEDIDAS
PROVISIONALES DE FECHA DE .... A LAS 0000
HORAS.

CONTRA LA RESOLUCIÓN QUE SE NOTIFICA
CABE RECURSO DE REPOSICIÓN REPOSICIÓN ANTE
EL LETRADO/A DE LA ADMON. DE
JUSTICIA,MEDIANTE ESCRITO PRESENTADO EN EL
PLAZO DE CINCO DIAS,CONTADOS DESDE LA EL

DIA SIGUIENTE DE LA NOTIFICACIÓN,EXPRESENTANDO LA INFRACCIÓN COMETIDA A JUICIO DEL RECURRENTE SIN CUYOS REQUISITOS NO SE ADMITIRÁ LA IMPUGNACIÓN (ARTÍCULOS 451Y452 DE LA LEC)

LA INTERPOSICIÓN DEL RECURSO NO TENDRA EFECTOS SUSPENSIVOS RESPECTO DE LA RESOLUCIÓN RECURRIDA(ARRICULOS 451.3 DE LA LEC).

LO ACUERDO Y FIRMO.DOY FE.

EL/LA LETRADO/A DW LA ADMON.DE JUSTICIA.

4_   CARTA AL DEFENSOR DEL PUEBLO.

SR.D.
........ANTOINE.
CALLE.........
2800000 MADRID

NUMERO EXPEDIENTES 11001100

ACUSAMOS RECIBO DE SU ESCRITO,QUE HA SIDO
REGISTRADO CON EL NUMERO DE EXPEDIENTE
ARRIBA INDICADO.SI DESEA DIRIGIRSE DE NUEVO
A ESTA INSTITUCIÓN,EN RELACIÓN CON EL MISMO
ASUNTO,HAGA CONSTAR ESTE NÚMERO DE
REFERENCIA.

ESTE ACUSE DE RECIBO ES INFORMATIVO Y
PREVIO A LA DECISIÓN SOBRE SI SU QUEJA ES
ADMITIDA A TRAMITE O NO,DE LO CUAL SE LO
DARA TRANSLADO TRAS SU ESTUDIO.

PONEMOS EN SU CONOCIMIENTO QUE LA
PRESENTACIÓN DE UN ESCRITO EN EL DEFENSOR
DEL PUEBLO NO SUSPENDE LA EJECUCIÓN DE LAS
RESOLUCIONES ADMINISTRATIVAS O
JUDICIALES,NI TAMPOCO INTERRUMPE LOS
PLAZOS LEGALES PARA RECURRIR CONTRA
ELLAS,SI FUERA PROCEDENTE.

EN EL SIGUIENTE ENLACE DE LA PAGINA WEB DEL
DEFENSOR DEL PUEBLO PODRÁ CONSULTAR LA
TRAMITACIÓN DE SU EXPEDIENTE,(SERVICIO
DISPONIBLE PARA EXPEDIENTES INICIADOS A
PARTIR DE 200000)

HTTPS://WWW.DEFENSORDELPUEBLO.ES/AREA_P
RIVADA/

LE SALUDO ATENTAMENTE,

FIRMA: JEFE DEL
SERVICIO DE INFORMACIÓN Y REGISTRO.

5_   OTRA CARTA DEL DEFENSOR DEL PUEBLO A
ANTOINE TRES MESES DESPUÉS DE LA PRIMERA.

DEFENSOR DEL PUEBLO.
SR.D.
.........ANTOINE
CALLE.........N.PT........
28000000 MADRID.

ESTIMADO SR.

EN SU DIA SE RECIBIÓ SU
ESCRITO,QUE QUEDÓ REGISTRADO EN ESTA
INSTITUCIÓN CON EL NÚMERO ARRIBA INDICADO.

MEDIANTE ESCRITO FECHA DE D......200000,DEL QUE SE REMITE COPIA POR SI NO LO HUBIERA RECIBIDO,SE LO SOLICITÓ LA REMISIÓN DE UNOS DATOS COMPLEMENTARIOS IMPRESCINDIBLES PARA PODER TRAMITAR SU QUEJA.

DADO QUE HASTA LA FECHA NO SE HAN RECIBIDO EN ESTA INSTITUCIÓN LOS MENCIONADOS DATOS,SE PONE EN SU CONOCIMIENTO EL ARCHIVO DEL EXPEDIENTE,SI EN EL PLAZO DE QUINCE DIAS NO SE RECIBIERA CONTESTACION A ESTE ÚLTIMO ESCRITO.

LE SALUDO MUY ATENTAMENTE,

FIRMA: ADJUNTO SEFUNDA DEL DEFENSOR DEL PUEBLO.

SEGUNDA PARTE.

CHAPITULO 1.

LECCIONES 1.

SE CALCULA QUE UNOS CIEN MILLONES DE LOS
SEISCIENTOS MILLONES DE HABITANTES DEL ÁFRICA
SUBSAHARIANA PADECEN DESÓRDENES
MENTALES,SEÑALA EL PERIÓDICO SUDAFRICANO THE
STAR.SEGUN LA ORGANIZACIÓN MUNDIAL DE LA
SALUD,LA GUERRA Y LA POBREZA LOS PRINCIPALES
CAUSAS.PERO OTRO FACTOR RELACIONADO ES QUE
CADA VEZ ES MAS RARO QUE EL CLAN FAMILIAR BRINDE
SU APOYO AL ENFERMO.EL PROFESOR NIGERIANO

MICHAEL OLATAWURA DICE QUE LOS VALORES MORALES DE OCCIDENTE,LA DROGADICCIÓN Y LA VIOLENCIA CIVIL ESTAN CORROYENDO A ESA RED DE SEGURIDAD TRADICIONAL DE AFRICA.ADEMAS,LOS MIEMBROS DE LAS FAMILIAS EMIGRAN CADA VEZ MAS LEJOS EN BUSCA DE EMPLEO.LOS PROBLEMAS ECONOMICOS DE LOS GOBIERNOS AFRICANOS NOS HAN INCAPACITADO PARA ATENDER LA SALUD COMO DEBERIAMOS HACERLO"EXPRESO EL PROFESOR OLATAWURA.

¿COMO PODEMOS DETECTAR LAS ENFERMEDADES MENTALES QUE SEA EN LOS AFRICANOS O LOS EUROPEOS?.A CONTINUACIÓN VAMOS A HABLAR DEL TEMA Y VER COMO AYUDARLES.

INDICIOS DE TRASTORNO MENTAL.

———————————————————————————

SI ALGUIEN ALLEGADO A USTED PRESENTA CUALQUIERA DE LOS SIGUIENTES SÍNTOMAS,TAL VEZ SEA CONVENIENTE QUE CONSULTE CON UN MEDICO O PROFESIONAL DE LA SALUD MENTAL:

● PERIODO PROLONGADO DE TRISTEZA O IRRATABILIDAD.

● RETRAIMIENTO SOCIAL.

- AGUDOS ALTIBAJOS EMOCIONALES.

- ENOJO EXAGERADO

- COMPORTAMIENTO VIOLENTO.

- CONSUMO DE SUSTANCIAS ADICTIVAS.

- ANSIEDADES,PREOCUPACIONES O TEMORES DESMEDIDOS

- FOBIA AL AUMENTO DE PESO.

- CAMBIO SIGNIFICATIVO EN LOS HABITOS DE SUEÑO O ALIMENTACIÓN.

- PESADILLAS CONSTANTES.

- CONFUSIÓN MENTAL.

- DELIRIO O ALUCINACIONES.

- IDEAS DE SUICIDIOS O MUERTE

- INCAPACIDAD PARA ENFRENTARSE A LOS PROBLEMAS O A LAS ACTIVIDADES COTIDIANAS.

- NEGACIÓN DE PROBLEMAS EVIDENTES.

- NUMEROSAS DOLENCIAS FISICAS EXTRAÑAS.

CUALES SON LAS CAUSAS DEL PROBLEMA.

_____

¿GOZA USTED DE BUENA SALUD MENTAL?HAY QUE SER AGRADECIDO.

ES IMPORTANTE SABER ALGUNOS DE LOS FACTORES BASICOS QUE PODRÍAN ORIGINAR LA PERDIDA DE ESTA PRECIADA POSESIÓN. NO ES SUFICIENTE SABER ACERCA DE LAS COSAS QUE PUEDEN INICIAR LA ENFERMEDAD MENTAL,TALES COMO UNA REPENTIDA TRAGEDIA,UNA ENFERMEDAD GRAVE,LA PERDIDA DE TRABAJO Y COSAS SIMILARES.PORQUE PARA QUE ESTAS PUEDAN ACARREAR LA ENFERMEDAD MENTAL PRIMERO TIENEN QUE HABER CONDICIONES SUBYACENTES QUE CONTRIBUYAN A LA PERDIDA DEL EQUILIBRIO.

LAS CAUSAS DEL ENFERMEDAD MENTAL ENTRAN EN TRES CATEGORIAS BÁSICAS;

1- EL FACTOR AMBIENTAL.

LA ESCRUCTURA SOCIAL O AMBIENTAL,EL CUAL INCLUYE LAS RELACIONES CON OTROS,LAS CONDICIONES ECONOMICAS,Y ASI POR EL ESTILO.

2- EL FACTOR BIOLÓGICO...HERENCIA

ALGUNAS PERSONAS TIENEN UNA PREDISPOSICIÓN HACIA LA ENFERMEDAD MENTAL. NO ESTAN MUY BIEN EQUIPADAS AL NACER PARA HACER FRENTE A ESTAS TENSIONES.ES COMO LAS PERSONAS QUE NACEN

ECONÓMICAMENTE POBRES EN COMPARACIÓN CON
OTRAS QUE NACEN RICAS.CIERTAMENTE ES MUCHO
MAS PROBABLE QUE LOS QUE NACEN POBRES INCURAN
EN DEUDAS O QUE TERMINAN EN UNA NOMINA DE
AYUDA SOCIAL,QUE LOS QUE NACEN RICAS.ASI DEBIDO
A LA HERENCIA ALGUNAS PERSONAS NACEN POBRES
FUNCIONALMENTE Y POR ESO ES MAS PROBABLE QUE
PSICOLÓGICAMENTE INCURRAN EN DEUDAS Y SUFRAN
DE ALGUNA FORMA DE ENFERMEDAD MENTAL

3- METABOLISMO.

EN LA ACTUALIDAD AUMENTA EL INTERÉS QUE SE
MUESTRA EN EL PAPEL QUE DESEMPEÑA UN
RÉGIMEN ALIMENTICIO DEFICIENTE EN CAUSAR LA
ENFERMEDAD MENTAL DÉBITO AL HECHO DE QUE
PUEDE AFECTAR EL METABOLISMO.SEGUN EL
DOCTOR J.F.GREDEN,EN EL CENTRO MEDICO
MILITAR EN WASHINGTON DIO A ENTENDER QUE
GRANDES DOSIS DE CAFEÍNA EN EL
CAFÉ,TÉ,TABLETAS CONTRA EL DOLOR DE CABEZA
Y OTROS PRODUCTOS QUE SE USAN
COMUNMENTE,COMO LAS BEBIDAS DE COLA
PUEDEN SER LAS CAUSAS DE ALGUNAS
ENFERMEDADES MENTALES.

4- ESCRUCTURA DE PERSONALIDAD DEFICIENTE.

ADEMÁS DE LOS FACTORES BIOLÓGICOS Y
AMBIENTALES,TAMBIEN ESTA EL FACTOR DE UNA

ESTRUCTURA DE PERSONALIDAD DEFICIENTE.A MENUDO ESTO SE DEBE A QUE LOS PADRES NO CRIAN A SUS HIJOS CON AMOR Y FIRMEZA.LAS TENSIONES QUE PARECEN PERJUDICIALES A LOS ADULTOS QUISAS LO SEAN DEBIDO A DEFICIENCIAS EN LA PERSONALIDAD .

PUESTO QUE LA ENFERMEDAD MENTAL ES UN ASUNTO TAN COMPLICADO,ES FACIL DE APRECIAR EL PORQUÉ HAY MUCHAS DIFERENCIAS DE OPINION EN CUANTO A CUÁL ES LA MEJOR MANERA DE TRATAR LAS VARIAS ENFERMEDADES MENTALES.

NUEVE PASOS PARA APRENDER A VIVIR CON UNA ENFERMEDAD MENTAL.

1- BUSQUE LA AYUDA DE UN PROFESIONAL DE LA SALUD MENTAL Y SIGA EL TRATAMIENTO QUE LE INDIQUE.
2- LLEVE UNA VIDA EQUILIBRADA.
3- MANTENGASE ACTIVO.
4- DUERMA LO SUFICIENTE.
5- APARTE TIEMPO A DIARIO PARA RELAJARSE.
6- LLEVE UNA DIETA NUTRITIVA Y BALANCEADA.
7- LIMITE EL CONSUMO DE ALCOHOL Y NO USE MEDICAMENTOS QUE NO LE HAYAN RECETADO
8- - NO SE AISLE.PASE TIEMPO CON PERSONAS DE CONFIANZA QUE SE PREOCUPAN POR USTED.
9- CUIDA SU SALUD ESPIRITUAL.

QUE PODEMOS HACER SI VIVIMOS EN EL HOGAR CON UNA PERSONA QUE TIENE CUALQUIERA TIPO DE ENFERMEDAD MENTAL(ESQUIZOFRENIA,BIPOLAR ETC...).COMO TENEMOS QUE COMPORTARNOS. CON LA MODESTA EXPERIENCIA QUE TENGO A PARTIR DE TODAS ESTAS PERSONAS QUE HE CONOCIDO A LO LARGO DE MI VIDA,AYUDANDO,ENTRENADO,INFORMANDO ESO PUEDE AYUDAR A LAS FAMILIAS A MANEJAR MEJOR E CON CONFIANZA ESA ENFERMEDAD.

HAY TRES TIPOS DE INFORMACIÓN O CONOCIMIENTO QUE TIENE QUE CONOCER LAS FAMILIAS QUE VIVIEN CON ENFERMOS MENTALES.

1- ES IMPORTANTE CONOCER O TENER CONOCIMIENTO DE LA ENFERMEDAD ESO SIGNIFICA CONOCER LAS CAUSAS,LAS SÍNTOMAS,LOS TRATAMIENTOS,COMO REACCIONAR EN CASOS DE RECAÍDAS ETC...

2- HAY QUE SABER ELIMINAR O DISMINUIR EL NIVEL CONSIDERABLE DE ESTRÉS QUE PODEMOS TENER PARA PODER RESOLVER LOS PROBLEMAS EN UN CLIMA DE CALMA E INTENTAR MENTENER UNA COMUNICACIÓN

ABIERTA CON EL ENFERMO.ESO PUEDER AYUDAR AL ENFERMO A BAJAR LOS SINTOMAS DEL ENFERMEDAD Y SUAVIZA LAS RECAIDAS.

3- TODOS LOS MIEMBROS SANOS DE LA FAMILIA TIENEN QUE SEGUIR MANTENIENDO UNA RUTINA NORMAL EN SU VIDA DIARIA .ESO AYUDARA AL ENFERMO A VER LA ESTABILIDAD EMOCIONAL DE LOS MIEMBROS DE LA FAMILIA.

QUE SEA EN EUROPA EN AFRICA O EN CUALQUIER OTRO CONTINENTE LOS ENFERMOS MANTALES NECESITAN UN LUGAR SERENO PARA RETOMAR EL CONTROL DE SUS ENFERMEDADES.ENTONCES TODA LA FAMILIA QUE ES COMO CUIDADORAS DEL ENFERMO DEBEN MANTENER LA CALMA E LA SERENIDAD E HACER SUS VIDAS NORMALES.

HAY MUCHOS FARMACOS QUE PUEDEN AYUDAR A LOS ENFERMOS MENTALES,TODOS CON PRESCRIPCIÓN MÉDICA. LOS MAS DESTACADOS SON LOS SIGUIENTES...

CLORPROMAZINA,LEVOMEPROMAZINA,PERFENAZINA,TIOPROPERAZINA,TRIFLIOPERAZINA,TIORIZADINA,PERICIAZINA,HALOPERIDOL,PIMOZIDA,CLOTIAPINA,LOXAPINA,ZUCLOPENTIXOL,FLUFENAZINA,PIPOTIAZINA,SULPIRIDE,TIAPRIDA,CLOZAPINA,RISPERIDONA,OLANZAPINA,QUETIAPINA,AMIZULPRIDE,ZIPRISIDONA,ARIPIPRAZOL ETC...

TIPOS DE DEPRESIÓN.

HAY QUE SABER DE ANTE MANO EL TIPO DE DEPRESIÓN QUE TENEMOS PARA QUE UN TRATAMIENTO MEDICO SEA EFICAZ.

1_ LA DEPRESIÓN MAYOR O GRAVE.

TIENE SINTOMAS AGUDOS QUE PUEDEN DURAR SEIS MESES O MÁS SI NO SE TRATAN E INTERFERIR EN CASI TODOS LOS ASPECTOS DE LA VIDA DEL PACIENTE.

2_ EL TRASTORNO BIPOLAR.

SE CONOCE TAMBIEN COMO DEPRESIÓN MANÍACA.QUIENES LO PADECEN EXPERIMENTAN EMOCIONES EXTREMAS QUE OSCILAN ENTRE PERIODOS PROLONGADOS DE INTENSA HIPERACTIVIDAD(MANIA) Y ABRUMADORES BAJONES(DEPRESIÓN).

3_ LA DISTIMIA
ES UN TIPO DE DEPRESIÓN MAS LEVE.CON TODO,SUS SINTOMAS INTERFIEREN EN LA VIDA NORMAL DEL PACIENTE. HAY QUIENES TAMBIEN EXPERIMENTAN PERÍODOS INTERMITENTES DE DEPRESIÓN GRAVE.

4_ LA DEPRESIÓN POSPARTO.

ES UN ESTADO EMOCIONAL DEBILITANTE QUE AFECTA A MUCHAS MADRES DESPUÉS DE DAR A LUZ.

5_ EL TRASTORNO AFECTIVO ESTACIONAL.

SE PRESENTA COMO RESULTADO DE LA FALTA DE LUZ SOLAR DURANTE EL OTOÑO Y EL INVIERNO.SUELE DESAPARECER EN LA PRIMAVERA Y EL VERANO.

SITUACIONES COMUNES QUE AFECTA AL ENFERMO.

1_ AMIGOS BIENINTENCIONADOS.

CON POCA O NINGUNA PREPARACIÓN MÉDICA PUDIERAN DECIRLE AL ENFERMO QUÉ TRATAMIENTO DEBERÍA ACEPTAR O RECHAZAR. ES POSIBLE QUE TENGAN OPINIONES MUY DEFINIDAS A FAVOR DE LA FILOTERAPIA,DE CIERTOS MEDICAMIENTOS O QUE SE OPONGAN A TODO TIPO DE TRATAMIENTO.

SUGERENCIA: NO ACEPTE CUALQUIER CONSEJO.RECURE A FUENTES CONFIABLES PARA INFORMARSE BIEN Y TOME UNA DECISION RAZONADA.

2_ EL DESÁNIMO.

LLEVA A ALGUNOS PACIENTES A DESCONTINUAR EL TRATAMIENTO POR LOS EFECTOS SECUNDARIOS QUE PRODUCE O PORQUE LES PARECE QUE NO SE RECUPERAN.

SUGERENCIA: SI USTED MANTIENE UNA BUENA COMUNICACIÓN CON SU MEDICO,ES MAS PROBABLE QUE OBTENGA RESULTADOS FAVORABLES.POR LO TANTO CUENTALE CON FRANQUEZA LO QUE LO PREOCUPA Y LOS SÍNTOMAS QUE TIENE,Y PREGÚNTELE SI NECESITA MODIFICAR EL TRATAMIENTO O SIMPLEMENTE SEGUIRLO UN POCO MA DE TIEMPO.

3_ EL EXCESO DE CONFIANZA.

HACE QUE ALGUNOS PACIENTES INTERRUMPAN SU TRATAMIENTO A LAS POCAS SEMANAS DE EMPEZARLO PORQUE SE SIENTEN MEJOR.OLVIDAN LO MAL QUE SE ENCONTRABAN ANTES DE MEDICARSE.

SUGERENCIA: NO DEJE LA MEDICACIÓN DE GOLPE,PUES PODRÍA SUFRIR CONSECUENCIAS GRAVES E INCLUSO MORTALES.SIEMPRE CONSULTA A SU MEDICO.

UNA DISCAPACIDAD O UNA ENFERMEDAD CRONICA PHISICA O MENTALE PUEDEN AFECTAR MUCHISIMO A UNA PERSONA.

NADIE TIENE LA SALUD GARANTIZADA.AUN ASI,HAY MEDIDAS RAZONABLES QUE PODEMOS HACER PARA REDUCIR EL RIESGO DE CONTRAER UNA ENFERMEDAD.

HAY ALGUNOS PRINCIPIOS QUE CONTRIBUYEN A LA BUENA SALUD.

1_ SER EQUILIBRADO.

LA CUSTUMBRE DE COMER Y BEBER EN EXCESO ES MALA PARA NUESTRA SALUD

2_ NO CONTAMINAR NUESTRO CUERPO.

FUMAR,ABUSAR DEL ALCOHOL O TOMAR DROGAS CONTAMINA NUESTRO CUERPO.

3_ VER LA VIDA COMO UN REGALO VALIOSO.

EVITAREMOS RIEGOS INNECESARIOS AL TRABAJR,CONDUCIR O DIVERTIRNOS.

4_ CONTROLAR LOS SENTIMIENTOS NEGATIVOS.

LA MENTE Y EL CUERPO ESTAN MUY RELACIONADOS.ASI QUE HAY QUE INTENTAR CONTROLAR LA ANSIEDAD,LA IRA,LA ENVIDIA Y OTROS SENTIMIENTOS MEGATIVOS.

5_ PENSAR EN COSAS POSITIVAS.

EL DOCTOR DEREK COX,FUNCIONARIO DEL MINISTERIO DE SALUD DE ESCOSIA,AFIRMÓ:LAS PERSONAS FELICES TIENEN MENOS PROBABILIDADES DE ENFERMARSE.

VISTA GENERAL DE LAS ENFERMEDADES MENTALES.

LOS TRASTORNOS MENTALES VARIAN DE CULTURA A CULTURA.

EN SENEGAL POR EJEMPLO ENTRE LOS WOLOFS,NO HAY DEMENCIA SENIL.SOLO REENCARNACIONES QUE SUCEDEN DEMASIADO PRONTO Y HACEN QUE UN RECIEN NACIDO TERMINE EN EL CUERPO DE UN ANCIANO.

EN EL CONGO,EN LINGALA ,LA ANSIEDAD SE EXPRESA POR UNA EXTRAÑA SENSACIÓN DE VIBRACIÓN,COMO UNA RAMA QUE UN PÁJARO ACABA DE DEJAR.

EN EL OTRO EXTREMO DEL MUNDO,LOS COREANOS,YA NO HABLAN DE ESQUIZOFRENIA SINO DE PROBLEMAS DE AFINACIÓN CEREBRAL,SIMILARES A LOS QUE SE PUEDEN TENER CON UN VIEJO PIANO RECALCITRANTE.

LOS TRASTORNOS MENTALES,O AL MENOS LAS PALABRAS PARA DESCRIBIR LA ENFERMEDAD VARÍA DE UNA CULTURA A OTRA.

PERO LO QUE HAY QUE SABER ES QUE LAS ENFERMEDADES MENTALES IMPORTANTES COMO LA ESQUIZOFRENIA,LA DEPRESIÓN MAYOR O LA DEMENCIA,EXISTEN EN TODAS PARTES.PARA LA ESQUIZOFRENIA,HAY UNA INCIDENCIA,LA CANTIDAD DE CASOS NUEVOS POR AÑO,QUE ES LA MISMA EN CASI TODO EL MUNDO.

HA HABIDO ALGUNAS DUDAS SOBRE LA DEMENCIA.ALGUNOS EXPERTOS DICEN QUE ES MAS

RARO EN AFRICA,PERO NO HAY PREUVAS SOLIDOS PARA AFIRMAR ESO.EN CUANTO A LA DEPRESIÓN,DURANTE LA EPOCA COLONIA,SE CREIA QUE ESA ENFERMEDAD SOLO AFECTABA A LOS BLANCOS EN EUROPA.PERO,CON LA DESCOLONIZACIÓN ,NOS DIMOS CUENTA DE QUE SÍMPLEMENTE NO SE CONSIDERABA COMO UN MOTIVO VALIDO DE CONSULTA PARA LAS POBLACIONES LOCALES.

LA DEMENCIA SENIL,POR EJEMPLO,NO SE CONSIDERA UNA ENFERMEDAD ENTRE WOLOFS EN SENEGAL.PIENSAN QUE AL FINAL DE SUS VIDAS LOS HOMBRES RENACEN.

TAMBIÉN EXISTE EN MUCHAS POBLACIONES DE AFRICA O EN OTROS LUGARES LA IDEA DE QUE LA ENFERMEDAD MENTAL ES UNA HISTORIA DE MAL DE OJO,DE MAGIA NEGRA. AQUÍ NUEVAMENTE NOS DAMOS CUENTA QUE LAS PERSONAS SE MOVILISAN MAS FÁCILMENTE CONTRA UNA ATAQUE QUE VIENE DEL EXTERIOR, DE ALGUNA PERSONA O TRIBU VECINA,QUE POR UN CEREBRO ENFERMO,FRENTE A LOS CUALES TAL VEZ SE SIENTAN MAS DESARMADOS

NOS DAMOS CUENTA QUE LOS PROBLEMAS MENTALES SON LOS MISMOS EN CUALQUIER LUGAR DEL MUNDO,PERO LA FORMA DE HABLAR SOBRE ELLOS VARIA DE UN LUGAR AL OTRO.

POR EJEMPLO LA PALABRA ANSIEDAD PROVIENE DE UNA RAÍZ MUY ANTIGUA,QUE SIGNIFICA MUY ESTRECHA. EN ESTE CONCEPTO DE ESTRECHEZ NO ESTÁ PRESENTE ENTRE LOS IRANÍES,QUIEN MAS BIEN SE PREFIEREN A UN PROBLEMA RELACIONADO CON SUS CORAZONES.

EN CUENTO A LOS AFRICANOS QUE HABLAN LINGALA EN CONGO POR EJEMPLO,DESCRIBIRAN ALGO QUE VIBRA EN ELLOS COMO UNA RAMA QUE UN PÁJARO ACABA DE DEJAR.EL FENOMENO PSICOLOGICO ES LO MISMO EN EUROPA,IRAN,O CONGO,ES LA FORMA DE DESCRIBIRLO LO QUE CAMBIA.

LAS ENFERMEDADES MENTALES SON TOTALMENTE NEGADAS EN AFRICA.LA ATENCION Y EL TRATAMIENTO DE LOS PACIENTES ES CASI INEXISTENTE. LA AUSENCIA DE MEDICOS,LAS ENFERMEDADES CONSIDERADAS VERFONZOSAS,LA FALTA DE MEDICAMENTOS,EN CUALQUIER CASO DEMASIADO COSTOSA,Y EL ATRACTIVO PARA LOS CURANDEROS EN LUGAR DE LOS PSIQUIATRAS ES LA IMAGEN,MUY SOMBRÍA,DE LA SITUACIÓN.

EL PRIMER CONGRESO SOBRE LA SALUD MENTAL EN AFRICA SE CELEBRÓ DURANTE TRES DÍAS EN DAKAR EN SENEGAL LA SEMANA PASADA. EL MAL ESTADO DE LA PSIQUIATRÍA SE EXPLICA PRINCIPALMENTE POR RAZONES FINANCIERAS

SEGÚN LA OMS, APROXIMADAMENTE UN PSIQUIATRA POR CADA CINCO MILLONES DE HABITANTES, CONTRA UNO POR CADA MIL EN EUROPA.

ETIOPIA ILUSTRA PERFECTAMENTE ESTE FRACASO SOLO DÍEZ PSIQUIATRA PARA TODA SU POBLACIÓN. LAS PRACTICAS TRADICIONALES EN EL CUIDADO DE LOS ENFERMOS OCUPAN EL LUGAR PREPONDERANTE. QUANDO UNO SE ENFERMA COMIENZA PRIMERO CONSULTADO A UN SANADOR Y SOLO SON ATENDIDOS MUY TARDE EN EL CURSO DE SU ENFERMEDAD POR LOS SERVICIOS DE ATENCIÓN CONVENCIONALES.

SEGÚN EL ARTICULO DEL SEÑOR LANSANA GBERIE ESCRITO EN EL PERIÓDICO "AFRIQUE RENOUVEAU", LA SUPERSTICIÓN A MENUDO SE ATRIBUYE A UNA ENFERMEDAD MENTAL GRAVE. SEGUN EL, CUÁNDO MURIÓ EL ACTOR ESTADOUNIDENSE ROBIN WILLIAMS POR SUICIDIO POR LA CULPA DE UNA DEPRESIÓN QUE PADECÍA EL COMEDIANTE KENIANO "TED MALANDA" ESCRIBIÓ UN ARTÍCULO DICIENDO QUE NO PODÍA CONCEBIR LA DEPRESIÓN COMO UNA ENFERMEDAD. LOS IDIOMAS AFRICANOS NUNCA SE HAN MOLESTADO EN INVENTAR UNA PALABRA PARA DESCRIBIR DICHA ENFERMEDAD. MUCHOS AFRICANOS QUE SEA EN EL AMBITO POLITICO O SOCIAL NO TOMAN MUY EN SERIO ESA ENFERMEDAD MENTAL.

EN "KENIA",LOS EXPERTOS EN SALUD PÚBLICA ESTIMAN QUE UNA CUARTA PARTE DE LOS CUARENTA Y CUATRO MILLONES DE HABITANTES DE KENIA PADECEN ENFERMEDADES MENTALES COMO LA ESQUIZOFRENIA U OTRAS PSICOSIS,BIPOLARIDAD,DEPRESIÓN O INCLUSO GRAVES ANSIEDAD. DE LAS QUINIENTAS ENFERMERAS PSIQUIÁTRICAS DEL PAÍS,SOLO DOCIENTOS CINQUENTA TRABAJAN EN SERVICIOS DE SALUD MENTAL.KENIA SOLO TIENE OCHENTA PSIQUIATRAS Y TREINTA PSICÓLOGOS CLINICOS.

EN "SUD AFRICA",PAÍS MAS PROSPERO QUE KENIA,SOLO CUENTA CON VEINTE Y DOS HOSPITALES PSIQUIÁTRICOS Y TREINTA Y SEIS SERVICIOS PSIQUIÁTRICOS DENTRO DE LOS HOSPITALES GENERALES.ESTOS ESTABLECIMIENTOS BENEFICIAN A SOLO CATORCE POR CIENTOS DE LOS CINQUENTA Y TRES MILLONES DE HABITANTES,MIENTRAS,UN TERCIO DE LOS SUDAFRICANOS PADECEN ENFERMEDADES MENTALES. SETENTA Y CINCO POR CIENTO DE ELLOS NO TIENEN ACCESO A LA ATENCION DE SALUD MENTAL.

"NIGERIA"QUE ES UNO DE LOS PAÍS MAS GRANDE RICO DE AFRICA PRESENTA UNA IMAGEN AUN MAS OSCURA.SEGUN LA O.M.S. SOLO DIEZ POR CIENTO DE LOS NIGERIANOS QUE PADECEN ENFERMEDADES MENTALES TIENEN ACCESO A UN PSIQUIATRA O PERSONAL DE SALUD.EL PAÍS SOLO TIENE CIENTO TREINTA PSIQUIÁTRAS PARA CIENTO SESENTA Y CUATRO MILLONES DE PERSONAS. CUARENTA Y SESENTA

MILLONES DE NIGERIANOS PADECEN ENFERMEDADES MENTALES COMO LA DEPRESIÓN,LA ANSIEDAD Y LA ESQUIZOFRENIA.

"GHANA"ES UNO DE LOS POCOS PAÍS EN AFRICA QUE APROBÓ EN DOS MIL DOCE LA LEY OCHOCIENTOS CUARENTA Y SEIS,CONOCIDA COMO LA LEY DE SALUD MENTAL. SEGÚN LA ORGANIZACIÓN HUMAN RIGHTS WATCH DOS COMA OCHO MILLONES DE GHANESES PADECEN ENFERMEDADES MENTALES SOBRE UNA POBLACIÓN DE VEINTE Y CINCO MILLONES DE PERSONAS.GHANA TIENE TRES HOSPITALES PSIQUIÁTRICOS Y VEINTE PSIQUIATRAS.DESAFORTUNADAMENTE,EL NOVENTA Y SIETE POR CIENTO DE LOS PACIENTES QUE REQUIEREN ATENCION DE SALUD MENTAL NO TIENE ACCESO A SERVICIOS PSIQUIÁTRICOS.

"SIERRA LEONA"FUE,SIN EMBARGO,PIONERA EN EL CAMPO DE LA SALUD MENTAL EN AFRICA.HACE MAS DE UN SIGLO,LOS BRITANICOS FUNDARON EL ESTABLECIMIENTO PSIQUIÁTRICO EN KISSY UN DISTRITO DE SIERRA LEONA. HAY SETENTA Y CINCO MIL PERSONAS QUE SUFREN ESQUIZOFRENIA EN SIERRA LEONA,DE UNA POBLACIÓN DE SIETE MILLONES DE PERSONAS.EL PAÍS SOLO TIENE DOSCIENTOS CINQUENTA CAMAS DE HOSPITAL PARA TODOS LOS PACIENTES PSIQUIÁTRICOS.

EN "LIBERIA"UN PAIS QUE HA ESPERIMENTADO UNA GUERA CIVIL,LA SITUACIÓN ES PEOR.SEGUN EL MINISTERIO DE SALUD LIBERIANO,CUATROCIENTOS MIL

LIBERIANOS (DE UNA POBLACIÓN DE ALREDEDOR DE CUATRO MILLONES)PADECIAN ENFERMEDADES MENTALES. CUARENTA Y TRES POR CIENTO DE LOS MIL SEISCIENTOS HOGARES CUMPLÍAN LOS CRITERIOS DE DIAGNÓSTICO PARA LA DEPRESIÓN SEVERA,EL TRASTORNO DEPRESIVO O EL TRASTORNO DE ESTRÉS POSTRAUMÁTICO.

LA OPINIÓN GENERALIZADA EN AFRICA DE QUE LAS PERSONAS CON ENFERMEDADES MENTALES SON RESPONSABLES DE SU ENFERMEDAD PORQUE USAN DROGAS ILÍCITAS ES PROBABLEMENTE UNA DE LAS CUÁLES LA SALUD MENTAL NO ESTA EN LA LISTA DE PRIORIDADES DE LOS GOBIERNOS AFRICANOS.

LOS EXPERTOS TAMBIÉN SEÑALAN LA TENDENCIA EN AFRICA DE VER LA ENFERMEDAD MENTAL GRAVE COMO UN SUFRIMIENTO SOBRENATURAL QUE SOLO PUEDE CURARSE MEDIANTE INTERVENCIÓN ESPIRITUAL O MEDIANTE EL USO DE MEDICAMENTOS TRADICIONALES. LAS FAMILIAS QUE BUSCAN CURAS PARA LAS ENFERMEDADES MENTALES A MENUDO RECURREN A ESTE TIPO DE INTERVENCIÓN O "CAMPAMENTOS DE ORACIONES",UNA ESPECIE DE RETIRO RELIGIOSO DONDE LA GENTE REZA POR LA PERSONA ENFERMA QUE A MENUDO ESTÁ ENCADENADA A UN ARBOL.ESTA PRACTICA ESTA PARTICULARMENTE EN NIGERIA.

LOS ENFERMOS MENTALES MAS VISIBLES,AQUELLOS QUE DEAMBULAN POR LAS CALLES DE LA CIUDAD AFRICANAS SUPERPOBLADAS,SON POBRES Y DESEMPLEADOS Y ,POR LO TANTO,CONSIDERADOS VAGOS.COMO LA VAGANCIA ES UN CRIMEN EN MUCHOS PAÍS AFRICANOS,MUCHOS ESTABLECIMIENTOS DE SALUD MENTAL EN EL CONTINENTE SIRVEN COMO CÁRCELES,DONDE LOS VAGABUNDOS JOVENES ESTAN ENCARCELADOS ,FUERA DE LA VISTA DE LA SOCIEDAD.

EN AFRICA,LOS ENFERMOS MENTALES MUEREN EN LA INDIFERENCIA GENERAL.

ENCADENAMIENTO,MALTRATO,ABANDONO ETC....EN VARIOS PAÍSES AFRICANOS,LAS PERSONAS CON ENFERMEDADES MENTALES A VECES SON PERCIBIDAS COMO POSEÍDAS POR ESPÍRITUS MALIGNOS O DEMONIOS.DEBIDO A ESTAS SUPERSTICIONES Y LA FALTA DE SERVICIOS LOCALES DE SALUD MENTAL,ALGUNAS FAMILIAS ENCADENAN A LOS ENFERMOS A SUS HOGARES O LES DEJAN EN CAMPAMENTOS,DONDE A VECES PERMACEN ATADOS A LOS ARBOLES DURANTE AÑOS..

EN LOS PAÍSES DONDE LA SITUACIÓN DE LOS ENFERMOS MENTALES TIENDE A MEJORAR COMO GHANA,EL GOBIERNO DEBERÍA FINANCIAR ADECUADAMENTE LOS SERVICIOS DE SALUD MENTAL PARA PONER FIN A LA PRÁCTICA DE LA CADENA.LA REALIDAD DE LOS

ENFERMOS MENTALES EN AFRICA ES MUY CRUDA;NADIE LES CUIDA Y VIVEN EN CONDICIONES A MENUDO TERIBLE.A NADIE REALMENTE LE IMPORTA,NI LAS AUTORIDADES NI LA POBLACIÓN EN GENERAL.

PERO CUANDO ES UN ALTO FUNCIONARIO POLÍTICO O ECONÓMICO CON UN HIJO O UN HERMANO CON ENFERMEDAD MENTAL SIEMPRE ENCONTRARA MEDIOS SUFICIENTES PARA QUE LO TRATEN EN PARIS O LONDRES.PERO EN EL RESTO DE LA POBLACIÓN,LOS ENFERMOS MENTALES MUEREN EN LA INDIFERENCIA GENERAL.CUANDO UN ENFERMO ES TRANQUILO NADIE LO MOLESTA ,LO TOLERAN.PERO CUANDO EMPIEZA A ESTAR AGITADO O SE PONE AGRESIVO,LO PONEN EN UN SOTANO Y A VECES LO ENCADENAN.

ALGUNOS ENFERMOS MENTALES SE CONFIAN A CIERTA IGLESIA QUE EN REALIDAD SON SECTAS.PASAN HORAS Y HORAS HACIENDO ORACIONES DE LA MAÑANA HASTA POR LA NOCHE.LES PEGAN TAMBIEN PARA QUE SALGA EL ESPÍRITU MALIGNO.ALGUNOS PIENSAN QUE PEGANDO AL ENFERMO ESO PURIFICA SU CUERPO DE LA ENFERMEDAD .QUANDO LA VIOLENCIA SOBRE LOS ENFERMOS NO ES SUFICIENTE,LA PRÁCTICA DE ENCADENAMIENTO ES MUY COMUN.EN UN PAYS AFRICANO DESCUBRIERON EN UN CAMPO TENIDO POR UNA SECTA CIENTO CINCUENTA ENFERMOS MENTALES CON CADENAS VIVIENDO EN MALAS CONDICIONES.

EL NUMERO DE PSIQUIATRÍA EN LOS PAÍSES AFRICANOS ES DEL ORDEN DE UNO POR CIENTO DE LA POBLACIÓN

GENERAL.EN LA MAJORIA DE LA POBLACIÓN AFRICANA HAY UN PSIQUIATRA POR QUINIENTOS MIL PERSONAS. EN PAYS COMO MADAGASCAR HAY SOLO UN PSIQUIATRA POR UN MILLON DE HABITANTES.

LA ORGANIZACIÓN MUNDIAL DE LA SALUD CONFIRMA QUE TODOS LOS PAISES ESTAN AFECTADOS POR LA DEPRESIÓN..SIN EMBARGO NO TODOS PARECEN VERSE AFECTADOS EN LA MISMA FRECUENCIA. SE ENCUESTO A ALREDEDOR DE NOVENTA MIL PARTICIPANTES DE DIEZ Y OCHO PAÍSES PARA ESTABLECER LA FRECUENCIA DE LA DEPRESIÓN POR NACIONALIDAD. SEGÚN LOS RESULTADOS DE LA ENCUESTA,CASI EL QUINCE POR CIENTO DE LA PERSONAS EN PAÍSES CON ALTOS INGRESOS ECONÓMICOS (COMO FRANCIA,ESTADOS UNIDOS ,ALEMANIA Y JAPON)TENDRÁN UNA DEPRESIÓN MAYOR,EN COMPARACIÓN CON APROXIMADAMENTE EL ONCE POR CIENTO DE LAS PERSONAS EN PAÍSES CON INGRESOS BAJOS O MODERADOS(COMO CHINA,INDIA,SUDÁFRICA Y MÉJICO).EN LOS PAÍSES RICOS HAY MAS DISPARIDADES DE INGRESOS,LO QUE PODRIA CAUSAR MAS ESTRÉS. SIN EMBARGO,OTRO ESTUDIO ARGUMENTA QUE LAS TAXAS DE DEPRESIÓN NO VARIAN SIGNIFICATIVAMENTE ENTRE LAS DIFERENCIAS ETNICAS(KASTRUP,2011)

SEGÚN ESTE ESTUDIO(KASTRUP) LA CULTURA PUEDE INFLUIR,ENTRE OTRAS COSAS:

• LAS CAUSAS Y SINTOMAROLOGIA DE LA DEPRESIÓN. POR EJEMPLO,EL SENTIMIENTO DE CULPA ASOCIADO

CON LA DEPRESIÓN ES MAS COMÚN EN OCCIDENTE QUE EN PAÍSES NO OCCIDENTALES.

● INTERPRETACIÓN DE LOS SINTOMAS.

●ESTRATEGIA DE AFRONTAMIENTO DE UN INDIVIDU,CONDUCTAS DE BÚSQUEDA DE AYUDA.

● LA RESPUESTA SOCIAL A LA ENFERMEDAD MENTAL,EL ESTIGMA.

SEGÚN UNOS ESTUDIOS ECHOS EN CANADA,EL RIESGO DE PADECER UNA ENFERMEDAD MENTAL NO ES MUY ELEVADO QUANDO UN INMIGRANTE ACABA DE LLEGAR EN EL PAÍS,PERO SUBE DESPUÉS DE UN PERIODO DE INCUBACIÓN INICIAL.LOS AFRICANOS QUANDO LLEGAN A UN PAÍS DE EUROPA PASAN PRIMERO POR UNA ETAPA DE ALEGRÍA ESTAN CONTENTO DE HABER LOGRADO UN OBJETIVO IMPORTANTE EN SUS VIDAS Y DE LAS DE SUS FAMILIAS.PERO LUEGO POCO A POCO NACEN SENTIMIENTOS DE CULPA DE PERDIDA Y SOBRE TODO DE DIFICULTAD DE ADAPTACIÓN EN EL PAIS DE ADOPCIÓN. GESTIONAR TODO ESE PERIODO PROVOCA EL ESTRÉS. ALGUNOS VENIAN DE PAÍSES EN GUERRA,POBREZA Y OTRAS SITUACIONES MUY DIFÍCILES. >.

HAY UNA RUPTURA SOCIO ECONÓMICO Y CULTURAL MUY IMPORTANTE.LOS AFRICANOS ABANDONAN SU COMUNIDAD,SUS AMIGOS,LOS MIEMBROS DE SU FAMILIA,QUE EN LA MAJORIA DE LOS CASOS HAN SIDO

UNA PARA ELLOS UN APOYA INCONDICIONALES EN EN
SENTIDO AFECTIVO Y ECONOMICO.ADEMAS QUANDO
ACABAN DE LLEGAR EATAN CONFRONTADOS EN
TRABAJOS DE BAJO CALIFICACIÓN POR NO DECIR
BASURA O LO PEOR NO ENCONTRAR UN TRABAJO.LA
PERDIDA DEL ESTATUTO SOCIAL, LA POBREZA,LAS
DIFICULTADES RELACIONADAS AL APRENDIZAJE,LA
INCERTIDUMBRE SOBRE EL FUTURO,EL RACISMO,LA
DISCRIMINACIÓN Y EL ECHO DE ESTAR MUCHO TIEMPO
EN EL PARO PUEDE PROVOCAR SITUACIÓNES DE
DEPRESIÓN GRAVE Y DE OTRAS ENFERMEDADES
MENTALES.

EL ACCESO A LOS SERVICIOS PÚBLICOS DE SALUD ES
ESENCIAL PARA EVITAR,POR UN DIAGNÓSTICO O UN
TRATAMIENTO RAPIDO DE TODOS ESTOS
PROBLEMAS,DE EVITAR QUE LA SALUD DE LOS
IMIGRANTES SE DETERIORA.

PARTE 2.

TESTIMONIO DE PERSONAS SOBRE LAS ENFERMEDADES MENTALES DE LOS AFRICANOS EN EUROPA.

HABLAMOS AHORA DEL PRIMER TESTIMONIO DE PERSONAS CON ENFERMEDADES MENTALES EN EUROPA.

1- TESTIMONIO DE KWAME MC KENZIE.
"SER NEGRO EN GRAN BRETAÑA ES MALO PARA LA SALUD MENTAL ".

《 HE TENIDO PROBLEMAS COMO PSIQUIATRÍA DESDE EL PRIMER DIA EN QUE TRABAJÉ EN EL HOSPITAL MAUDSLEY. EL MAUDSLEY ESTÁ EN EL SUR DE LONDRES Y CADA DIA VEÍA MAS Y MAS JOVENES DE ORIGEN AFRICANO Y CARIBEÑO DESARROLLANDO ENFERMEDADES MENTALES GRAVES.COMO HOMBRE JOVEN Y NEGRO ME SENTIA IDENTIFICADO CON ELLOS.LO ENCONTRABA PREOCUPANTE Y ME JURÉ HACER ALGO AL RESPECTO,POR LO QUE EMPECÉ A INVESTIGAR SOBRE LA MATERIA.POR DESGRACIA ESTO EMPEORÓ LAS COSAS EN VEZ DE MEJORARLAS, EN PARTE DEBIDO EN QUE LAS ESTADÍSTICAS SON TAL ESCALOFRIANTES Y EN PARTE DEBIDO A LA RESPUESTA QUE SE LES DA. DURANTE LOS ULTIMOS TREINTA AÑOS HA HABIDO VEINTE ESTUDIOS DEMOSTRANDO QUE LA POBLACIÓN DE ORIGEN AFRICANO Y CARIBEÑO HA VISTO AUGMENTER EL PELIGRO DE TENER QUE SER TRATADO POR ENFERMEDADES MENTALES GRAVES TALES COMO LA ESQUIZOFRENIA O LAS MANIAS .EL NIVEL ALCANZADO POR LA TASA DE PROPORCIONES EPIDEMICAS ,ENTRE CINCO Y DIEZ

VECES SUPERIOR A LA DE LOS BLANCOS.Y EN CUALQUIER CASO ESTA EMPEORANDO.
CADA AÑO EL TREINTA Y UNO DE MARZO,SE LLEVA AL CABO UN CENSO DEL AÑO PASADO.DE LAS TREINTA Y DOS MIL PERSONAS INGRESADAS EN HOSPITALES,LA PROPORCIÓN DE LOS QUE SE DEFINEN A SI MISMO COMO NEGROS AFRICANOS Y NEGROS CARIBEÑOS ERA TRES Y CUATRO VECES SUPERIOR A LA DEL RESTO.PERO HABIA OTRO GRUPO DESTACADO-EL DE LOS QUE SE DEFINEN A SI MISMOS COMO "OTROS NEGROS".LA INMENSA MAYORÍA DE ESTE GRUPO SON JÓVENES,BRITANICOS DE NACIMIENTO,Y TENIAN UNA POSIBLIDAD DIEZ Y OCHO VECES MAJOR DE ESTAR EN UN HOSPITAL QUE LA MEDIA BRITANICA.

SIEMPRE ES PRUDENTE TRATAR LAS ESTADÍSTICAS CON PRECAUCIÓN. LA ADMISIÓN EN UN HOSPITAL NO SOLAMENTE REFLEJA EL GRADO DE ENFERMEDAD PRESENTE EN UNA COMUNIDAD SINO TAMBIÉN LA CAPACIDAD DE LA COMUNIDAD PARA AFRONTAR DICHA ENFERMEDAD. POR EJEMPLO,EN COMUNIDADES CON UN ALTO GRADO DE COHESIÓN Y APOYO MUTUO,HAY MAS GENTE TRATADA EN CASA.PERO ES DIFÍCIL CREER QUE ESTA TASA SUPERIOR NO ESTÉ EN PARTE RELACIONADO CON UN VERDADERO AUGMENTO DEL GRADO DE ENFERMEDAD. ASÍ LO ATESTIGUAN

AÑOS DE INVESTIGACIÓN ASI COMO UNA RECIENTE ENCUESTA INTERNACIONAL QUE CONCLUYÓ QUE LAS IMIGRANTES TIENEN MAS POSIBILIDADES DE DESARROLLAR ENFERMEDADES MENTALES.PERO EL RIESGO SE DUPLICA ENTRE LOS EMIGRANTES NEGROS EN PAÍSES BLANCOS Y EL RIESGO AUGMENTA TODAVÍA MÁS ENTRE SUS HIJOS.LO QUE ES EVIDENCIA ES QUE NO SE TRATA TAN SOLO DE EMIGRACIÓN O DE SER NEGRO EN UN PAÍS BLANCO.LA TASA DE ENFERMEDADES MENTALES GRAVES EN EL CARIBE Y EN AFRICA NO ES ELEVADA,PERO SÍ LO ES LA TASA DE ENFERMEDAD MENTAL ENTRE LOS BRITÁNICOS DE ORIGEN CARIBEÑO Y AFRICANO.

ES POSIBLE RECUPERARSE DE UNA ENFERMEDAD MENTAL,PERO MUCHA GENTE TIENE PROBLEMAS A LARGO PLAZO.EL COSTE DE UNA ENFERMEDAD PSICOLOGICA PARA UN INDIVIDUO,PARA SU FAMÍLIA,SUS CARRERAS Y PARA LA SOCIEDAD EN SU CONJUNTO ES INMENSO.LA MAYORÍA DE LOS PACIENTES ESTAN EN EL PARO Y DEPENDEN DE LA BENEFICENCIA;HAY UN MAYOR RIESGO DE SUICIDIO;LA ESPERANZA DE VIDA ES MAS BAJA Y SUS HIJOS TIENEN MAS PROBABILIDADES DE DSARROLLAR UNA ENFERMEDAD MENTAL Y TENER QUE SER CUIDADOS.EN UN ESTUDIO SE ESTABLECIA QUE EL CINCUENTA POR CIENTO DE LOS CUIDADORES ESTABAN CLÍNICAMENTE

DEPRIMIDOS.ESTO DISMINUYE SU CAPACIDAD
PARA ATENDER A LOS DEMAS

LA ENFERMEDAD MENTAL EMPIEZA JOVEN Y
PERSISTE.TENIENDO EN CUENTA EL COSTE DE LAS
PRESTACIONES Y LA PERDIDA DE INGRESOS
FISCALES.LAS ENFERMEDADES MENTALES
CONTITUYEN EL APARTADO MAS CARO DEL
PROSUPUESTO DE SANIDAD. LA POBLACION DE
ORIGEN AFRICANO Y CARIBEÑO ESTA YA
VIVIENDO EN LA POBREZA DE FORMA
DESPROPORCIONADA Y LUCHANDO POR TENER
UN SISTEMA SOCIAL CAPAZ DE APOYAR A LOS
JOVENES Y DE PERMITIR SU DESARROLLO.¿COMO
PUEDE UNA COMUNIDAD EVITAR SU
DESINTEGRACIÓN BAJO UN PESO COMO ESTE?.

TENEMOS UNOS SERVICIOS DE SALUD MENTAL DE
LOS MEJORES DEL MUNDO,PERO DE NINGÚN
MODO ESTAMOS CERCA DE PODER CURAR LA
PSICOSIS. CUANDO NO HAY CURA ES IMPORTANTE
LA PREVENCIÓN Y CUANDO EN UN GRUPO HAY
UNA TASA SUPERIOR DE ENFERMEDAD ESTE
GRUPO DEBE SER OBJETO DE PREVENCIÓN.

TENEMOS UN PLAN EXCELENTE PARA MEJORAR
LOS SERVICIOS LOS SERVICIOS DE SALUD MENTAL
PARA LOS NEGROS Y LAS MINORIAS ETNICAS PERO
NECESITAMOS IR MAS ALLÁ. SI SUPIÉRAMOS QUE

UN DETERMINADO GRUPO SOCIAL TIENE DIEZ VECES MAS PROBABILIDADES DE DESARROLLAR UN CANCER DE PULMÓN NOS CENTRARIAMOS EN EL,QUIZAS CON EL FOCO EN UNA ESTRATEGIA ANTI-TABACO.NO NOS LIMITARIAMOS A HACER MAS EQUITATIVOS LOS SERVICIOS PARA EL TRATAMIENTO DEL CANCER.

AUNQUE NO SEAMOS CAPACES DE PREVENIR TODAS LAS PSICOS,DEBERIAMOS PODER PREVENIR ALGUNAS DE ELLAS.SABEMOS QUE LAS ENFERMEDADES PSICOLÓGICOS ESTAN ASOCIADAS CON LA POBREZA,LA FALTA DE EDUCACIÓN,EL RACISMO,LA VIDA EN UNA CIUIDAD ,CUIDADOS OBSTRERICIOS DEFICIENTES,HERIDAS MENTALES O INFECCIÓN DEL CEREBRO DURANTE LA JUVENTUD,TRAUMAS INFANTILES,ROTURAS FAMILIARES Y CONSUMO DE CANNABIS.SABEMOS QUE ES IMPORTANTE CENTRARSE EN LA INFANCIA Y LA ADOLESCENCIA.

LA PREVENCIÓN DE LAS ENFERMEDADES MENTALES EN LAS COMUNIDADES NEGRAS ES UN TIPO DE PROBLEMA COMPLEJO QUE DEBERÍA CONDUCIR A UNA ENCUESTA A ALTO NIVEL GUBERNAMENTAL QUE INDUJERA A LA ACCIÓN. SE TRATA DE UN ÁREA DONDE LAS PALABRAS TIENEN UN SIGNIFICADO REAL.LA ELEVADA TASA DE ENFERMEDADES MENTALES ARRUINARA A

UNA GENERACIÓN E EL IMPACTO LO SUFRIREMOS TODOS NOSOTROS
LOS SERVICIOS DE SALUD MENTAL HAN SIDO ACUSADOS DE RACISMO INSTITUCIONAL RESPECTO A SU TRATO HACIA LOS PACIENTES NEGROS.EL GOBIERNO CONSIDERA QUE ÉSTA NO ES UNA EXPRESIÓN QUE AYUDA MUCHO.PERO LA FALTA DE UNA ESTRATEGIA PREVENTIVA COHERENTE ES UN PROBLEMA INSTITUCIONAL QUE REQUIERE QUE SEAN LAS INSTITUCIONES,NO LOS INDIVIDUOS,QUIENES ACTÚEN.

ME HE TRANSLADADO DEL SUR AL NORTE DE LONDRES,PERO DIEZ Y SIETE AÑOS DESPUÉS TODAVÍA ESTOY VIENDO LLAMAR A LA PUERTA A JOVENES DE ORIGEN AFRICANO Y CARIBEÑO CON GRAVES ENFERMEDADES MENTALES QUE DESTROZAN A SUS FAMILIARES.TODAVIA NO HACEMOS NADA PARA EVITARLO.》
SON DECLARACIONES DEL SEÑOR KWAME MCKENZIE PROFESOR DE SALUD MENTAL Y SOCIEDAD EN LA UNIVERSITY OF CENTRAL LANCASHIRE Y SENIOR LECTURER EN PSIQUIATRIA TRANSCURAL EN EL UNIVERSITY COLLEGE LONDON.

UN ESTUDIO REALISADA EN GRAND BRETAÑA COMPARÓ LAS PERCEPCIONES RELATIVAS A LA DEPRESIÓN EN LAS MUJERES BRITÁNICAS

BLANCAS Y DE LAS MUJERES NEGRAS DE ORIGEN AFRICANAS.POR LO QUE ES DE LAS MUJERES BLANCAS,LAS PARTICIPANTES DE ORÍGENES AFRICANAS TENIA MAS TENDENCIAS A ATRIBUIR A LA DEPRESIÓN A FACTORES SOCIALES Y PENSAN QUE LAS ENFERMEDADES MENTALES SON DE DURACIÓN CORTA Y DUDAN DE LA POSIBILIDAD DE TRATAR ESAS ENFERMEDADES.

HABLAMOS AHORA DE LAS DECLARACIONES DEL SEÑOR JOSÉ MONGO EN SUS MEMORIAS PARA EL DIPLOMA INTER_UNIVERSITARIO INTITULADO 《SANTÉ MENTAL DANS LA COMMUNAUTÉ》: 《EL FENÓMENO MIGRATORIA AFRICANO EN EL CAMPO DE LA SANIDAD FRANCESA SUPONE HOY EN DIA: UNA OPERACIÓN ANTI-CULTURAL DE ALGUNOS CARACTERÍSTICOS SOCIOLOGICOS AFRICANAS COMO EL LUGAR PRIVILEGIADO DE LA TRADICIÓN ÓRALE,LA NOCIÓN DE LAS COSAS PROHIBIDAS,EL RESPECTO DE LOS ANCIANOS,LAS METODOLOGÍAS TERAPÉUTICAS TRADICIONALES,DISCOURSOS ESPIRITUALES CÉNTRICA ,CRITIANOS O MUSULMANES ,RELACIONES ESTRUCTURALES DE LAS RELACIONES DE SOLIDARIDAD AFRICANA.》 SEGÚN LOS MEDICOS DEVEREUX Y NATHAN 《EL ETHNOPSYCHIACRIA SE EFUERZA DE DEMOSTRAR QUE ENTENDER Y COMPRENDER UNA CULTURA ES

INDISPENSABLE PARA EL TRATAMIENTO DE UN DESORDEN PSIQUIÁTRICO. EN DEFINITIVO,UN AFRICANO,UN MALTÉS,UN INDIO SERAN ENFERMOS DE UNA MANERA DIFERENTE O SEA SE DEBEN TRATARLES TENIENDO EN CUENTA DE SUS RESPECTIVAS CULTURAS(DE SU GRUPO ÉTNICO,AUA DIOSES,SUS MANERAS DE COMPRENDER EL MUNDO.)
DE MANERA TRADICIONAL,LA ENFERMEDAD MENTAL EN AFRICA ENCUENTRA SUS JUSTIFICACIONES LIADOS EN LA MAGIA,AL FETICHISMO,AL VAUDOU.ESTA ACCIÓN MALEFICA SUPONE TOMAR POSESIÓN DEL ESPÍRITU Y EL CUERPO DEL ENFERMO.
HAY UNA CORRELACIÓN CON LAS FUERZAS SOBRENATURALES MALÉFICAS QUE NO VE EL TERAPEUTA SI ESTE NO ES DIVINO O NO TIENE MAGIA.》

CAPÍTULO.2

TESTIMONIOS.

2-   TESTIMONIO DE LA SEÑORA B. POR SU ESTADO EPILÉPTICO Y   MENTAL.

《CON VEINTE Y CÍNCO AÑOS DE EDAD,SEÑORITA AB.ORIGINARIA DE UN PAYS DE AFRICA CENTRAL,FUE RECHASADA POR SU FAMILA PORQUE ELLA TENIA EPILEPSIA QUE LA CAUSABA CRISIS MENTALES.COMO HABLABA DE COSAS INCOMPRENSIBLES POR LA CULPA DE LAS CRISIS QUE TENIA,CRISIS EPILÉPTICOS QUE CONVOCABAN LOS ESPIRITUS QUE HABLABAN A TRAVÉS DE ELLA EN PALABRITAS MALÉFICAS MALDICIENDO A SUS SERES QUERIDOS.SU FAMILIA LA LLAMABA BRUJA,SOLO TENIA DOCE AÑOS EN ESA EPOCA.FUE DISCRIMINADA,ESTIGMATIZADA,POR CULPA DE SU ENFERMEDAD QUE SEGÚN SUS FAMILIARES ESTABA POSEÍDA POR ESPÍRITUS MALIGNOS. PARA ECHARLA DE CASA SU FAMILIA LA LLEVÓ A VER A UN PREDICADOR EVANGELISTA AUTOPROCLAMADO EXORCISTA.ELLA SE QUEDO AHÍ VIVIENDO CON ESE PREDICADOR QUE LA ABUSABA SEXUALMENTE ENGAÑANDOLA DICIENDO QUE ESA PRATICA ECHARA A LOS ESPÍRITUS MALIGNOS .SOLO CONOCÍA CURANDEROS TRADICIONALES O GURUS QUE DECÍAN QUE LA AYUDARAN A CURARSE.ELLA IGNORABA TOTALMENTE QUE SU ENFERMEDAD ERA LA EPILEPSIA QUE LA DABA TRASTORNOS MENTALES Y QUE SE PUEDE CURAR CON TRATAMIENTO MEDICAMENTOS RECETADOS CON MEDICOS..HACE TRES AÑOS DURANTE UNA DE SUS CRISIS EPILÉPTICOS EN LA IGLESIA

EVANGÉLICA QUE FRECUENTABA,SE ACERCO DE ELLA UN CHICO JOVEN QUE LA DIO UNAS PASTILLAS DE DEPAKINE CHRONO PARA CURARLA.ESE JOVEN HABIA TENIDO ESA ENFERMEDAD EN EL PASADO,ENTONCES SABIA LO QIE PASABA EN ELLA.ESE JOVEN VIVIA EN EUROPA.CUANDO SE TERMINARON SUS VACACIONES EN AFRICA,ESE JOVEN VOLVIÓ A FRANCIA,PRECISAMENTE A PARIS DONDE VIVIA HACE UN PART DE AÑOS,PERO PROMETIÓ A LA JOVEN CHICA DE SEGUIR AYUDANDOLA CON SU ENFERMEDAD.ESE CHICO SE CONVIRTIÓ EN SU NOVIO Y PAGO A UNAS PERSONAS PARA CONSEGUIR EL VISADO PARA ELLA.NO FUE POSIBLE,PORQUE PEDIAN MUCHOS PAPELES QUE ELLA NO TENIA ENTONCES TUVO QUE PASAR POR EL DESIERTO PARA LLEGAR A EUROPA. FINALMENTE ELLA LLEGÓ A FRANCIA.DURANTE ESE VIAJE DIFICIL PASÓ POR LIBIA DONDE SE QUEDÓ DURANTE UN MES PARA PODER CRUZAR A ITALIA.UNOS MESES DESPUES LLEGO A LA ISLA ITALAIANA DE LAMPEDUSA CON UN CENTENAR DE IMIGRANTES QUE TUVO QUE AYUDAR LA GUARDIA COSTERA ITALIANA.DURANTE SU VIAJE HASTA LLEGAR A LA ISLA DE LAMPEDUSA ELLA FUE VICTIMA DE ENGAÑOS,DE UNOS GRUPOS DE MAFIA QUE TUVO QUE PAGARLES UNA GRANDE CUANTIDAD DE DINERO.MUCHAS VECES DORMIO EN LA CALLE SIN DINERO NI UN TECHO DONDE

DORMIR.HAMBRE FRIO Y MUCHAS COSAS MAS.ELLA SOÑÓ DE SU PRIMERA INTENTO PARA CRUZAR EL MEDITERRÁNEO. SU PATERA ESTABA LLENA DE GENTE
Y NÁUFRAGO DESPUES DE UNA CARRERA CON LOS GUARDIAS COSTAS LIBIANAS.ELLA CON OTROS IMIGRANTES FUERON DETENIDOS Y ENCARCELADOS. PERO POR LA CULPA DE SUS CRISIS LA MANDARON AL HOSPITAL.DESPUES DE UNOS DÍAS SE ESCAPÓ DEL HOSPITAL,SE FUE A VIVIR CON OTROS IMIGRANTES. ELLA INTENTO UNA SEGONDA VEZ EL CRUCE DEL MEDITERRÁNEO. TUVO SUERTE Y LLEGO A LA ISLA ITALIANA DE LAMPEDUSA.DESPUÉS SU NOVIO MANDO DINERO Y AL FINAL DESPUES DE UN PART DE DÍAS LLEGO A FRANCIA.》

2_ TESTIMONIO DEL SEÑOR C.D.ALCOHOLISTA ET SU MUJER CON DEPRESIÓN.
EL SEÑOR C.D.,ORIGINARIO DE UN PAÍS DE AFRICA CENTRAL,SE EXILIÓ CON SU MUJER DE 22 AÑOS Y SUS DOS NIÑOS GEMELOS DE CINCO AÑOS DE EDAD.ANTIGUO NIÑO SOLDADO SALIÓ DE SU PAÍS PARA OLVIDARSE DE SU PASADO TRAUMÁTICO. PRIMER PAIS DE TRANSITO ERA MARRUECOS. LUEGO ESPAÑA ANTES DE LLEGAR A FRANCIA.GRACIAS A AMIGOS QUE TENIA YA EN EUROPA PUDE PAGAR A LAS MAFIAS..CUENTA COMO SE JUGÓ SU VIDA Y LAS DE SU FAMÍLIA

PARA LLEGAR A EUROPA. EMPEZÓ A BEBER MUCHO ALCOHOL PARA OLVIDAR DE SU PASADO DE NIÑO SOLDADO(ACTOS DE VIOLENCIAS ,BOMBARDEOS,EJECUCIONES ETC...)Y EL SENTIMIEMTO DE CULPABILIDAD QUE LO ACOMPAÑABA.CUANDO BEBIA ,SE PONIA IRRITABLE,AGRESIVO,,PARANOICO,Y ENVIDIOSO DICIENDO QUE LA GENTE QUIERE ENVENENARLE PARA PODER QUEDARSE CON SU MUJER.ASI EMPEZABA SUS PROBLEMAS MENTAL POR LA CULPA DEL ALCOHOL. CUANDO ESTABA EN ESTE ESTADO DE CONSCIENCIA,BEBIDO BUSCABA PROBLEMAS DISCUSIONES CON LOS DEMAS. ERA DIFICIL PARA EL DE GUARDAR BUENOS AMISTADES CON SUS VECINOS O SUS SERES QUERIDOS.

SU MUJER NO AGUANTABA LA SITUACIÓN DE TEL FORMA QUE AMENAZÓ DE DIVORCIARSE SI SU MARIDO NO CAMBIABA DE SU ACTITUD DE BEBER TANTO Y BUSCAR PROBLEMAS CON LOS DEMAS.LA SEÑORA C.D. SE SIENTE MENOS VALORADA PORQUE EL SEÑOR C.D. TODAVIA NO HABIA TERMINADO DE PAGAR SU DOTA A SU FAMÍLIA. ES IMPORTANTE NOTAR EL ASPECTO TRADICIONAL DE LOS MATRIMONIOS EN AFRICA DONDE LAS DOS FAMILIAS SE JUNTAN UNIDOS POR EL PAGO DE LA DOTA POR LA FAMILIA DEL MARIDO. POR ESO LA SEÑORA C.D. SE SIENTE FRUSTRADA.ELLA SEÑALA QUE EN SU ESTANCIA

EN MARRUECOS Y EN ESPAÑA EL SEÑOR C.D. FUE INGRESADA POR LAS REPENTINAS CRISIS DE DEPRESIÓN ACOMPAÑADO DE SECUENCIAS DE ALUCINACIÓNES DEL SEÑOR C.D..

LLEGANDO A FRANCIA SU MUJER SE FUE A VER A LOS SERVICIOS SOCIALES PARA DECIRLES QUE SU MARIDO ESTA POSEÍDO POR ESPÍRITUS MALIGNOS PORQUE HIZO PACTOS DEMONIACAS QUANDO ERA NIÑO SOLDADO. ESTABA ENFADADO CON SU MARIDO PORQUE SE NEGABA A FRECUENTAR IGLESIAS AFRICANAS PARA SACARLE ESE ESPÍRITU MALIGNO DEL CUERPO.LOS SERVICIOS SOCIALES LA RECOMENDARON A PARTICIPAR A UNA TERAPIA DE PAREJA.DESPUES DE NEGARSE DURANTE MUCHO TIEMPO A ESA TERAPIA ACEPTO DE IR A VER A UN PSICOLOGO CON SU FAMÍLIA.

QUE OPINA LA SOCIEDAD NO AFRICANA DE LA
SALUD MENTAL.

AUSTRALIA.

SEGÚN JENNA GUILLAUME,HABLAR DE TRASTORNOS O ENFERMEDADES MENTALES ES UN

TEMA TABÚ PARA LOS AUSTRALIANOS .SI BIEN LA GENTE ES MAS RECEPTIVA EN ESPECIAL LOS JOVENES,ORGANIZACIÓNES COMO HEADSPACE Y EL BLACK DOG INSTITUTE AYUDAN A DESESTIGMATIZAR PROBLEMAS DE SALUD MENTAL,AÚN ASÍ PARA MUCHAS PERSONAS ES TODAVIA DIFÍCIL HABLAR ABIERTAMENTE DE ASUNTO DE LA SALUD MENTALE.HAY UNA ESTIGMA QUE AÚN EXISTE EN AUSTRALIA.

BRASIL.

SEGÚN GIUSTI ES DIFÍCIL HABLAR DEL TEMA ABIERTAMENTE. NO SUELEN CONTAR QUE ESTAN DEDICANDO O QUE ASISTAN A TERAPIA. Y CUANDO LO CUENTAS,ES DE UN MODO MUY CASUAL.NO SUELEN PEDIR A FAMILIA O AMIGOS QUE TE RECOMIENDEN TERAPEUTAS Y LOS PROFESIONALES DE LA SALUD NO TE ACONSEJAN TRATAMIENTOS DE SALUD A MENOS QUE SE LOS PIDAS.

CANADA.

EN CANADA HAY UN ESTIMA SOCIAL BASTANTE FUERTE CON RESPECTO A PROBLEMAS DE SALUD MENTAL,AUNQUE ÚLTIMAMENTE LA GENTE HA IDO TOMANDO CONCIENCIA DE QUE LA SALUD MENTALE ES UN TEMA DE TODOS Y NO HAY DE

QUÉ AVERGONZARSE.ES MAS FACIL CUANDO
SABEMOS QUE NO ESTAMOS SOLOS.EN CANADA
LOS ESTIGMAS SON FUERTES AQUÍ Y NO ES FACIL
HABLAR SOBRE SALUD MENTAL.

FRANCIA.

SEGÚN MARIE TELLING LAS ENFERMEDADES
MENTALES NO SON DE LOS QUE LOS FRANCESES
HABLAN ABIERTAMENTE,AUNQUE EN LAS
GRANDES CIUIDADES,EN ESPECIALES
PARIS,ADMITE VER A TERAPEUTAS Y PIDE
RECOMENDACIONES A SUS AMIGOS.
LAS ENFERMEDADES MENTALES SIGUEN SIENDO
UN ESTIGMA, LAS RELACIONES CON
PELIGRO,EXCLUSION SOCIAL,IRRESPONSABLE Y
DESCONFIANZA. DE ACUERDO A UN ESTUDIO DE
2009 ,CASI 70% DE LOS FRANCESES CREEN QUE
LAS ENFERMEDADES MENTALES NO SON COMO
OTRAS ENFERMEDADES. DE MODO QUE EL
RECONOCER Y TRATAR UNA ENFERMEDAD
MENTAL SIGUE ENVUELTO ENTRE ESTIGMAS
VERGÜENZA Y SECRETISMO,LO QUE IMPIDE QUE
MUCHA PUEDA TRATARSE DE INMEDIATO,E
INCLUSO QUE NO SE SOMETA A NINGÚN
TRATAMIENTO. TAMBIÉN EXISTE LA IDEA DE QUE
SI ESTÁS DEPRIMIDA O ANSIOSA DEBES SER
FUERTE Y SUPERARLO EN LUGAR DE MEDICARTE.

ALEMANIA.

SEGÚN DANI BECK: ACEPTAR O NO DE HABLAR DE UNA ENFERMEDAD MENTAL DEPENDE DE NUESTRO ENTORNO.HAY PERSONAS MUY ABIERTAS Y COMPRENSIVAS;OTRAS NO SABEN COMO MANEJARLO.SI TE SIENTES CÓMODO CON UN AMIGO,ESTA BIEN PEDIR UNA RECOMENDACIÓN. SI TRABAJAS PARA UNA EMPRESA QUE CUIDA LA SALUD MENTAL DE SUS EMPLEADOS,HASTA PUEDES CONSULTARLO CON ELLOS.SIN EMBARGO,LO MAS COMÚN ES MANTENERLO EN SECRETO.LOS AMIGOS Y FAMILIA SUELEN CREER CLICHÉS DE LOS MEDIOS,COMO QUE LO ÚNICO QUE NECESITA UNA PERSONA DEPRIMIDA ES ALEGRARSE.

INDIA.

SEGÚN ANDRE BORGES,HAY GENTE EN LA INDIA QUE ESTA ABIERTA A DISCUTIR SOBRE DEPRESIÓN,TRASTORNOS DE ESTRÉS POSTRAUMÁTICO,ABUSO DE SUSTANCIAS Y ANSIEDAD SOCIAL,PERO PARA LA MAYORÍA DE LAS PERSONAS ESTOS TRASTORNOS AÚN CARGAN UN ESTIGMA.LA GENTE EN INDIA SIENTE LA

NECESIDAD DE OCULTAR SUS ANSIEDADES SOCIALES,NO TANTO DE SUS PADRES SINO DE COLEGAS Y AMIGOS.EN CUANTO A LA TERAPIA,LA GENTE NO SUELE HABLAR AL RESPECTO MIENTRAS ACUDEN A ELLA,PERO UNA VEZ QUE TERMINAN,SE LO CUENTAN A UN AMIGO O FAMILIAR.

PUEDE QUE EL ESTIGMA MAS GRANDE SEA QUE SI SE ADMITES QUE TE HAN DIAGNOSTICADO UNA ENFERMEDAD MENTAL,LA GENTE VA A CREER QUE ESTAS LOCO.LA GENTE CONSIDERA LA SALUD MENTAL COMO UN PROBLEMA MEDICO.ES POR ESO QUE PARECE ALGO POCO NORMAL.EL RESULTADO ES QUE SOMETERTE A UN TRATAMIENTO PARA ESTAS ENFERMEDADES A VECES TE CONVIERTE EN UN PARIA..

MEXICO.

 SEGÚN BAXTER ACEVES,IR A TERAPIA O ACEPTAR QUE NECESITAS UNA GUIA/CONSEJO SE HA CONVERTIDO EN ALGO MAS ACEPTABLE.SIN EMBARGO,EN MUCHOS CASOS,LAS FAMILIAS OPTAN POR OCULTAR A LOS PACIENTES DE LA SOCIEDAD.LA GENTE ES MAS PERMEABLE A LA SALUD MENTAL,PERO AÚN FALTA MUCHO CAMINO POR RECORRER.

ESPAÑA.

SEGÚN BEATRIZ SERRANO: LA GENTE PARECE AVERGONZARSE POR DECIR ABIERTAMENTE QUE VAN A TERAPIA,Y TIENES CHARLAS SOBRE PROBLEMAS DE SALUD MENTAL COMPLEJOS CON FAMILIA Y AMIGOS INTIMOS.DURANTE LOS ÚLTIMOS AÑOS HA CAMBIADO EL MODO EN QUE LA GENTE PERCIBE LAS ENFERMEDADES MENTALES:AUNQUE SE ACEPTA QUE VAYAS A TERAPIA SI TE HA PASADO ALGO (SI MURIÓ ALGUIEN CERCANO A TI O TE DIVORCIASTE,POR EJEMPLO),LAS COSAS SON DIFERENTES SI TIENES UNA ENFERMEDAD MENTAL PORQUE SI.EN GENERAL HAY MUCHA FALTA DE INFORMACIÓN.

ESTADOS UNIDOS .

SEGÚN SUSIE ARMITAGE: LA HISTORIA SOBRE SALUD MENTAL ESCRITAS POR PERSONAS DE COLOR EXPLORAN UN RANGO DE EXPERIENCIAS MUCHOS MAS AMPLIO,INCLUSO EL IMPACTO QUE TIENE EN LA SALUD MENTAL EL SISTEMA DE INMIGRACIÓN Y EL RACISMO.SUSIE ARMITAGE SIGUIÓ CONTANDO SU EXPERIENCIA DICIENDO: 《BUSQUÉ AYUDA DURANTE MIS VEINTITANTOS

POR ANSIEDAD Y DEPRESIÓN. UNA AMIGA MIA ME PREGUNTÓ EL NOMBRE DE MI MÉDICO. SIN EMBARGO,EN GENERAL LO SENTÍ COMO ALGO OCULTO.VIVIA EN WASHINGTON,D.C,EN DONDE MUCHOS EMPLEOS REQUEREN PERMISOS DE SEGURIDAD Y CHEQUEOS DE ANTECEDENTES EXHAUSTIVOS. NUNCA EXPERIMENTÉ ESE PROCESO,PERO SENTÍA COMO TODO EL MUNDO TENÍA UN REGISTRO PERMANENTE EN ALGÚN LADO.ME PREOCUPABA LO QUE DESCUBRIRÁN MIS EMPLEADORES.

"CREO QUE LA CULTURA ESTADOUNIDENSE TIENE UNA MENTALIDAD DE AUTOAYUDA,Y QUE ESTA SE EXTIENDE A LA SALUD MENTAL. BUSCAR AYUDA ES ALGO CADA VEZ MAS POSITIVO.SIN EMBARGO ,AÚN EXISTEN ESTIGMAS》

AUSTRALIA.

LOS MEDIOS MASIVOS EN AUSTRALIA HICIERON UN ESFUERZO SISTEMÁTICO EN MOSTRAR PROBLEMAS DE SALUD MENTAL DE UN MODO ABIERTO Y HONESTO.VARIAS FIGURAS PÚBLICAS HABLARON ABIERTAMENTE SOBRE SU SALUD MENTAL;ACTRICES COMO RUBY ROSE,PRESENTADORAS DE T.V COMO JESSI

PACIENTES SIN HOGAR Y CON ENFERMEDADES MENTALES. CA ROWE,ESTRELLAS DEPORTIVAS COMO MATTHEW Y BUDDY FRANKLIN.

ESTADÍSTICOS .LOS SINS HOGARES.

LOS OLVIDADOS.

SEGÚN LA JEFA DEL SERVICIO DE PSIQUIATRÍA DEL HOSPITAL UNIVERSITARIO LA PAZ(MADRID) MARIA FE BRAVO ORTIZ

《CON LA CRISIS ECONÓMICA ESTA AUGMENTANDO LA CIFRA DE LOS QUE SE QUEDAN EN LA CALLE.LES RODEA UNA GRAN PROBLEMÁTICA,PERO LA SITUACIÓN SE COMPLICA AÚN MAS SI,TAMBIÉN,PADECEN UNA ENFERMEDAD MENTAL PORQUÉ SU RIESGO DE EXCLUSIÓN SOCIAL SE MULTIPLICA. 》

"SE HA PRODUCIDO UN INCREMENTO EN LA PROPORCIÓN DE SIN TECHO CON PATOLOGÍA MENTAL,SOBRE TODO ESQUIZOFRENIA,ADICCIÓN A LAS DROGAS Y AL ALCOHOL EN LAS GRANDES CIUDADES DE LOS PAÍSES DESARROLLADOS. "

HABLAMOS DE DOS EJEMPLOS: CERCA DE 700 PERSONAS VIVEN EN LAS CALLES DE BARCELONA Y OTRAS 900 EN MADRID.ENTRE UN 4% Y UN 10% DE ELLOS SUFRE ESQUIZOFRENIA,TRASTORNOS BIPOLAR Y DE LA PERSONALIDAD,DEPRESIÓN GRAVE Y ESTRÉS POSTRAUMÁTICO. ADEMÁS,UN 30% ABUSA DE SUSTANCIAS O DE ALCOHOL.

LA ATENCIÓN PRIMARIA DE SALUD EN ESPAÑA DEMUESTRA QUE LOS DATOS SOBRE SALUD MENTAL DE LA POBLACIÓN EMIGRANTE SON CONTRADICTORIOS:
EN UN ESTUDIO REALIZADO ENTRE TRABAJADORES DE LA CONSTRUCCIÓN ESPAÑOLES Y MARROQUIES SE OBSERVÓ QUE EL PORCENTAJE DE TRASTORNOS MENTALES Y PSICOSOMÁTICOS ERA MUCHO MAYOR ENTRE LOS TRABAJADORES MARROQUÍES QUE ENTRE LOS TRABAJADORES ESPAÑOLES. EN OTROS ESTUDIOS SE LLEGÓ A LA CONCLUSIÓN DE QUE NO HABIA DIFERENCIAS SIGNIFICATIVAS EN EL PORCENTAJE DE TRASTORNOS MENTALES,AUNQUE SI LA TENDENCIA A LA DEPRESIÓN Y LOS TRANSTORNOS DE SOMATIZACION.

EN ESPAÑA SE ESTIMA QUE UN 10% DE LA POBLACIÓN ES INMIGRANTE,Y SE CALCULA QUE PARA 2021 SE ALCANZARA UN 25%.LA PSIQUIATRÍA TRANSCULTURAL TRATA DE

ENTENDER LAS DIFERENCIAS SOCIALES Y
CULTURALES EN LA ENFERMEDAD
MENTAL,TANTO EN EL NIVEL DE
MANIFESTACIONES COMO EN EL TRATAMIENTOS.

EL FENOMENO SOCIAL DE LA GLOBALIZACIÓN
MODIFICA LA IDENTIDAD INDIVIDUAL E
COLECTIVA Y SU INTERACCIÓN CON LAS
ENFERMEDADES PSIQUIÁTRICAS ,ASI
MISMO,REALSA LAS DIFICULTADES ECONOMICAS.

MANEJO DE PSICOFARMACOS SEGÚN EL GRUPO
ETICO.

LA ETNOPSICOFARMACOLOGIA SE ENCUENTRA
TODAVIA EN SUS INICIOS,SIN EMBARGO EXISTEN
DATOS QUE RECOMIENDAN INDICACIONES
ESPECIALES,PRINCIPALMENTE EN LA
DOSIFICACIÓN Y ELECCIÓN DEL FARMACO EN
POBLACIONES DETERMINADAS.
LOS PACIENTES DE RAZA NEGRA SUPONEN EL
GRUPO DE MAYOR INTERÉS POR FACTORES
GENÉTICOS Y ENZIMATICOS,AQUELLOS HARÍAN
MAS SUSCEPTIBLES A PRESENTAR PROBLEMAS EN
LA FARMODINÁMICA DE LOS
PSICOTROPOS.RESPECTO AL EFECTO DE LOS

ANTIDEPRESIVOS,PARECE QUE ESTOS PACIENTES RESPONDEN MAS RÁPIDAMENTE A LOS TRICICLOS.SE CONSIDERA QUE ELEVADO PORCENTAJE DE LA RAZA NEGRA,ENTRE EL 45%Y 70%SERAN METABOLIZADORES LENTOS ,LO QUE EXPLICARÍA SU MAYOR SENSIBILIDAD A ESOS FARMACOS Y LA POSIBLIDAD DE APARICIÓN DE EFECTOS SECUNDARIOS. EN GENERAL ,SE CONSIDERA QUE,EN ESTA ETNIA,SERIAN DE ELECCIÓN LOS ANTIDEPRESIVOS SEROTONIGICOS POR SU MENOR EFECTO EN EL SISTEMA HEPÁTICO REDUCIÉNDOSE ASI LA TOXICIDAD.

HASTA AHORA SE CREÍA QUE LOS HISPANOS PRESENTABAN MAYOR RESPUESTA A ANTIDEPRESIVOS TRICICLICOS CON DOSIS MENORES,HASTA LA MITAD DE LAS DOSIS DE REFERENCIA,AUNQUE EXISTEN ESTUDIOS RECIENTES QUE NO ENCUENTRAN DIFERENCIAS ENTRE HISPANOS Y ANGLOSAJONES RESPECTO A LA RESPUESTA A TRICICLICOS O A SEROTONINERGICOS.

SE ACEPTA GENERALMENTE QUE LA POBLACIÓN ASIÁTICA REQUIERE DOSIS MENORES DE ANTIDEPRESIVOS TRICICLICOS ASI COMO QUE PRESENTAN RESPUESTAS TERAPEUTICAS A NIVELES SERICOS MENORES.

PSIQUIATRÍA TRANSCULTURAL Y SALUD PÚBLICA:

PODEMOS AFIRMAR QUE HAY LIMITACIONES EN LA SALUD PUBLICA CUAN A ATENDER A LOS IMIGRANTES DE OTROS PAÍSES. PERO HAY POSIBLES SOLUCIONES TAMBIÉN.

EL FENOMENO DE LA INMIGRACIÓN,AL QUE ESTAMOS ASISTIENDO EN ESPAÑA EN LOS ULTIMOS AÑOS SEGÚN UN ARTICULO ELABORADO POR DON "ALFRED LARREA "QUE TRABAJA EN LA UNIDAD DE PSIQUIATRÍA HOSPITAL VIRGEN DEL CAMINO.

《EL FENOMENO DE LA INMIGRACIÓN REQUIERE UNA REFLEXIÓN PROFUNDA Y AMPLIA,ACERCA DE ,NO SÓLO LAS CONSECUENCIAS PSICOPATOLOGÍCAS QUE PUEDEN DERIVARSE DE EL EN EL GRUPO MIGRATORIO,SINO TAMBIEN EN EL GRUPO MAYORITARIO O POBLACIÓN RECEPTORA.LA ADAPTACION A UNA NUEVA CULTURA

PUEDE ORIGINAR CUATROS SITUACIONES DIFERENTES:INTEGRACIÓN,RESISTENCIA,ASIMILACION Y MARGINACIÓN,QUE MODIFICAN EN SI MISMAS EL ABORDAJE MEDICO EN GENERAL Y PSIQUIATRÍCO EN PARTICULAR.

CABE CUESTIONARSE QUÉ MODELO SANITARIO SERÍA MAS ADECUADO PARA DAR CUBERTURA A ESTA NUEVA DEMANDA ASISTENCIAL.UNA POSIBILIDAD LA CONSTITUYE EL MODELO SEGREGADOR,EN EL CUAL ,LA ATENCION A LOS COLECTIVOS DE INMIGRANTES PASARIA POR PROGRAMAS ESPECÍFICOS,Y POR LA FORMACIÓN DE GRUPOS DE PROFESIONALES CONOCEDORES CON PROFUNDIDAD O MAS RECEPTIVOS,SI CABE,A SUS PARTICULARES SEÑAS DE IDENTIDAD.SIN EMBARGO,PODRIA SUCCEDER QUE ESTE MODELO DE INTERVENCIÓN OBSTACULIZA LAS FORMAS DE ADAPTACIÓN MAS POSITIVAS,AL FOMENTAR LA MARGINACIÓN Y LA RESISTENCIA A LOS VALORES DE LA CULTURA RECEPTORA.

EN TODAS LAS CULTURAS HAY PATALOGIAS
MENTALES.

———————————————————————

———.

SEGÚN EL PERIÓDICO "LA VANGUARDIA "TODAS LAS CULTURAS TIENEN PATALOGIAS MENTALES. TODAS LAS ENFERMEDADES PERO ESPECIALMENTE LAS DE SALUD MENTALES ESTÁN TEÑIDAS DE LO CULTURAL DE CADA PAIS.,DESDE

LAS MAS GRAVES A LAS MAS LEVES,EXPLICA A EFE
EL COORDINADOR DEL GRUPO DE TRABAJO DE
INIQUIDADES EN SALUD_ SALUD INTERNACIONAL
DE LA SOCIEDAD ESPAÑOLA DE MEDECINA DE
FAMILIA Y COMUNITARIA,LUIS GIMENO.
ASI LA DEPRESIÓN,LA ANSIEDAD,O LA PSICOSIS
ESTAN PRESENTES HASTA EN EL RINCÓN MAS
REMOTO DE LA PLANETA,SOLO QUE CÓMO LA
EXPRESAN LOS PACIENTES DE ESAS DISTINTAS
CULTURAS ES DIVERSA.
EL MEDICO DE LA SEMFYC PONE CÓMO EJEMPLO
AL MUNDO OCCIDENTAL,QUE VIENE DE UNA
CULTURA JUDEOCRISTIANA EN LA QUE HAY UN
SENTIMIENTO DE CULPA QUE SE APRENDE Y DE
HECHO ,EN LAS DEPRESIÓNES,LOS OCCIDENTALES
MUESTRAN ESE SENTIMIENTO POR MIL
MOTIVOS,MIENTRAS QUE EN CONTINENTES CON
OTRAS COSTUMBRES,CÓMO EL AFRICANO,ESE
PESAR NO EXISTE Y EXPRESAN LA ENFERMEDAD
COMO FALTA DE FUERZA O DEBILIDAD CORPORAL.
EL DOCTOR GIMENO ABUNDA EN QUE EN
FUNCIÓN DE LA CULTURA SANITARIA PREVIA QUE
TENGA LOS INMIGRANTES,CONOCEN MAS O
MENOS ESTAS PATOLOGIAS.
EN LOS PAÍSES OCCIDENTALES NO SON
HABITUALES LAS INTERPRETACIONES MAGICAS O
RELIGIOSAS PARA EXPLICAR EL MALESTAR
COMO,EN CAMBIO,SI LO SON EN LAS ZONAS DEL
MAGREB,POR EJEMPLO.EN OTROS LUGARES ,EL

CUERPO ACABA SOMATIZANDO LOS SÍNTOMAS PORQUE LOS PACIENTES NO LOS VERBALIZAN NI PROMOCIONAN TANTO.

PARA LOS PROFESIONALES QUE ATIENDAN EN ESPAÑA A ESTOS INMIGRANTES ESTA REALIDAD SUPONE UN RETO AL TENER QUE ESTAR MUY ATENTOS PARA IDENTIFICAR SÍNTOMAS QUE NO SE EXPRESAN COMO EN NUESTRO CONTEXTO CULTURAL.
HAY QUE TENER EN CUENTA QUE EN ALGUNOS DE LOS PAISES DE PROVIDENCIA DE ESTAS PERSONAS NO HAY PSIQUIATRÍA NI PSICÓLOGOS.
SI BIEN NO SE PUEDE GENERALIZAR PORQUE EL TEMA DE LA SALUD MENTAL EN LA POBLACIÓN INMIGRANTE ES DEMASIADO PROFUNDO Y HETEROGÉNEO DEBIDO A SU ENORME VARIABILIDAD,LA ADHERENCIA AL TRATAMIENTO PRESCRITO ES MUY BAJA EN SEGÚN QUÉ CULTURAS.

LA INMIGRACIÓN HA PROVOCADO DURANTE LOS ULTIMOS AÑOS UNA DE LAS MAYORES CRISIS HUMANITARIAS QUE HA CONOCIDO EUROPA.MILES Y MILES DE AFRICANOS ESCAPAN DE LA GUERRA SE EMBARCAN EN LAS COSTAS DE LIBIA O EN EL MAR MEDITERRÁNEO JUGANDOSE LA VIDA PARA LLEGAR A ITALIA O LO HACEN EN PATERAS Y CAYUCOS DESDE MARRUECOS Y OTROS

PAÍSES AFRICANOS PARA ALCANZAR LAS COSTAS DE ANDALUCÍA O CANARIAS.

EL VIAJE MIGRATORIO DE ESTAS PERSONAS ES SIEMPRE DRAMATICO Y LA TRAGEDIA ESTA SIEMPRE A LA VUELTA DE LA ESQUINA.ES UN VIAJE DIFICIL LLENO DE ABUSOS .MUCHOS HUYEN DE LA GUERRA ,DE LA MISERIA,DEL HAMBRE,Y DE LA MUERTE.LO MAS DIFICIL AÚN ES QUE CUANDO LLEGAN EN EUROPA ESA LUCHA DE SUPERVIVENCIA CONTINÚA,PORQUE ENCUENTRAN UN AMBIENTE HOSTIL CARACTERIZADO POR EL RACISMO,LA MARGINACIÓN POR MOTIVOS RELIGIOSOS O ETNICOS.

LA SALUD MENTAL DE LOS INMIGRANTES SE RESIENTE DEPENDIENDO DE LAS CARACTERÍSTICAS DE SU TRANSITO MIGRATORIA Y LA CAPACIDAD DE ADAPTACION DE CADA PERSONA.ESE ULTIMO FACTOR INCLUYE TAMBIEN LOS QUE LLEGARON EN EUROPA CON UN VISADO,CON AVION.

EL PROFESOR JOSEBA ARCHOTEGUI DESCRIBIÓ EN 2002 LO QUE BAUTIZÓ COMO SÍNDROME DE ULISES,EN REFERENCIA AL HÉROE GRIEGO QUE PROTAGONIZÓ LA ODISEA DE HOMERO Y CUYO VIAJE DE REGRESO A ITACA LE SUPOSO TODA CLASE DE PENURIAS.

ESE PROFESOR,ESPECIALISTA EN PSIQUIATRÍA ,DESCRIBE EL SÍNDROME DE ULISES COMO UN CUADRO DE ESTRESS MUY INTENSO QUE VIVEN

LOS INMIGRANTES EN SITUACIÓNES EXTREMAS

.《TENIENDO EN CUENTA QUE LA INMIGRACIÓN ES UN FACTOR DE RIESGO DE TRASTORNOS MENTALES,EL RIESGO ES MUY GRANDE DEBIDO A LAS CIRCUNSTANCIAS VITALES MUY DURAS COMO ,LA SOLEDAD,EL MIEDO,INDEFENSIÓN,AUSENCIA DE OPORTUNIDADES,ETC...》

SEGÚN EL PROFESOR ARCHOTEGUI,EL SÍNDROME DE ULISES NO ES UN TRANSTORNO MENTAL SINO UN CUADRO DE ESTRÉS. PORQUE EL INMIGRANTE AFRICANO ES UNA PERSONA FUERTE,RESILENTE Y A PESAR DE VIVIR TANTAS ADVERSIDADES,LA MAYORÍA NO ENFERMA,PERO EXPERIMENTAN ESTE CUADRO DE ESTRÉS DE TENSIÓN Y DE DUELO QUE LLAMAMOS SÍNDROME DE ULISES.

DE HECHO,LA MIGRACIÓN NO ES EN SI MISMO UNA CAUSA DE TRANSTORNOS MENTALES,SINO UN FACTOR DE RIESGO TAN SOLO SI SE DAN LAS SIGUIENTES SITUACIONES:SI EXISTE VULNERABILIDAD PORQUE EL INMIGRANTE NO ESTA SANO O PADECE DISCAPACIDADES. RESPECTO A ESTOS ESTRESORES,LOS MAS IMPORTANTES SON LA SEPARACIÓN FORZADA DE LOS SERES QUERIDOS,QUE SUPONE UNA RUPTURA DEL INSTINTO DEL APEGO;EL SENTIMIENTO DE DESESPERACIÓN POR EL FRACAZO DEL PROJECTO MIGRATORIA Y LA AUSENCIA DE OPORTUNIDADES;LA LUCHA POR LA SUPERVIVENCIA (ALIMENTARSE,ENCONTRAR UN

TECHO PARA DORMIR)Y EL MIEDO,EL TERROR QUE VIVEN EN LOS VIAJES,MIGRATORIOS(PATERAS,IR ESCONDIDOS EN CAMIONES)LAS AMENAZAS DE LA MAFIAS,DE LAS DETENCIONES Y LAS EXPULSIONES,O LA INDEFENSION POR CARECER DE DERECHOS..

EL SÍNDROME DE ULISES,TAMBIEN LLAMADO SÍNDROME DEL INMIGRANTE CON EL ESTRÉS CRÓNICO Y MÚLTIPLE,ESTE EXPECIALISTA COMO QUE PREDOMINAN LOS SINTOMAS DE TIPO TRISTAREZA,DIFICULTAD PARA DORMIR ,DOLOR DE CABEZA,MOLESTIA OSTEOMUSCULARES,NERVIOSISMO.

LA CEFALEAS SON SÍNDROMES INVESTIGADOS. HASTA EL 80% DE LOS INMIGRANTES EXPERIMENTAN DOLOR DE CABEZA,CUANDO EN LA POBLACIÓN AUTÓCTONA ATENDIDA EN LA CONSULTA DE AL LADO REPRESENTA SOLAMENTE EL 10%.

APARTE DEL CITADO SINDROME DE ULISES QUE HEMOS MENCIONADO ,HAY CASOS EN QUE LOS INMIGRANTES DESARROLLAN TRANSTORNOS MENTALES QUE VAN MAS ALLÁ DEL PURO CUADRO DE ESTRÉS.

SEGÚN EL PROFESOR JAVIER GARCIA CAMPALLO Y CONCEPCIÓN ESCRIBEN QUE SON VARIAS LAS AFECCIONES PSIQUIÁTRICAS QUE SE HA

DEMONSTRADO QUE SON MAS FRECUENTE ENTRE LA POBLACION AFRICANA.

1- EL SINDROME DE ESTRÉS POSTRAUMÁTICO ES UNA ENFERMEDAD PSIQUIÁTRICA MAS ESPECIFICA DE ESTE GRUPO DE PACIENTES,SOBRETODO DE LOS REFUGIADOS,Y TIENE QUE VER CON LAS CIRCUNSTANCIAS DE REPRESION POLITICA Y SOCIAL,Y INCLUSO TORTURA A LA QUE SE ENCUENTRAN SOMETIDOS EN SU PAIS DE ORIGINE Y POR EL AFECTO DE LAS GUERRAS.
LOS EMIGRANTES NO REFUGIADOS TAMBIEN PRESENTAN MAYORES TAXAS DE EATE TRANSTORNO ,YA QUE EXPERIENCIAS COMO LA DISCRIMINACIÓN RACIAL EL DESEMPLEO O LA RELACIÓN CON LOS OFICIALES DE INMIGRACIÓN PUEDEN PRODUCIRLO.

2-LA CEFALEA,UNO DE LOS SÍNTOMAS,MAS CARACTERÍSTICOS DEL SÍNDROME DE ULISES.LOS TIPOS MAS HABITUALES SON LA MIGRAÑA Y LA CEFALEA TENSIONAL.SE DAN MAS EN MUJERES Y SUELEN ASOCIARSE A LAS INTENSAS PREOCUPACIONES EN QUE SE HALLAN SUMIDAS ESTAS PERSONAS. LA FATIGA ESTA ÍNTIMAMENTE RELACIONADA CON LA ENERGIA,LA MOTIVACIÓN Y LA DISMINUCIÓN DE FUERZAS QUE SE PRODUCE CUANDO LA PERSONA,DURANTE LARGO TIEMPO,NO SE VE

SALIDA A SU SITUACIÓN. OTROS SÍNTOMAS PSICOSOMÁTICOS QUE TAMBIEN APARECEN,AUNQUE CON MENOR FRECUENCIA,INCLUYENDO MOLESTIAS INESPECIFICAS ABDOMINALES,TORÁCICAS Y OSTEOARTICULARES.

EN MUCHOS CASOS,EL INMIGRANTE INTERPRETA,DESDE LA CULTURA TRADICIONAL DE SU PAIS DE ORIGEN,LO QUE LE VA OCURRIENDO EN SU ENRORNO DE ACOGIDA.LOS INMIGRANTES AFRICANOS CUANDO LLEGAN A EUROPA POR EJEMPLO INTERPRETAN SUS DESGRACIAS COMO UNA MALA SUERTE PROVOCADA POR LA BRUJERÍA,LA MAGIA,LA HECHICERIA,ETC... RELACIONAN ESOS SINTOMAS EN MUCHOS CASOS ,COMO CASTIGOS POR INCUMPLIR NORMAS SOCIALES DE SUS GRUPOS {ESTAR AUSENTE EN LA MUERTE DE UNO DE SUS PROGENITORES,RECHAZAR CASARSE CON UN PARIENTE DESIGNADA POR LA FAMILIA,NO MANDAR DINERO A TODO EL MUNDO,NO DEVOLVER EL DINERO PRESTADO,ETC....}. SEGÚN UN INMIGRANTE AFRICANO,AQUEJADO DE LA SINTOMATOLOGÍA QUE CARACTERIZA EL SÍNDROME DE ULISES:"MIRE USTED,A MI EL MAL DE OJO TAMBIÉN ME LO HAN ECHADO LAS LEYES DE ESTE PAÍS.

LA MIGRACIÓN NO CONSTITUYE EN SI UNA CAUSA DE TRANSTORNO PSIQUICO,AUNQUE SE CONVIERTE EN UN FACTOR DE RIESGO DEBIDO A DOS VARIABLES PRINCIPALES:EL ESTRÉS Y EL DUELO MIGRATORIO.

EN NUMEROS CASOS ,LA PERSONA INMIGRANTE QUE VIVE SITUACIÓNES EXTREMAS DESARROLLA UN CUADRO REACTIVO DE ESTRÉS. DESTACA EL SÍNDROME DE ULISES.

LA INTERVENCIÓN DEBE CENTRARSE EN LA PREVENCIÓN SANITARIA Y PSICOSOCIAL.ES IMPRESENDIBLE TENER EN CUENTA LAS CARACTERÍSTICAS CULTURALES DEL SUJETO.

EL DUELO MIGRATORIO.

ES UN FENÓMENO DIFFERENTE DEL DUELO RELACIONADO CON LA MUERTE DE UN SER QUERIDO.EL DUELO MIGRATORIO,SE DISTINGUE POR CUATROS CARACTERÍSTICAS SEGÚN EL ARTICULO MENTE Y CEREBRO DEL DOCTOR "JOSEBA-ACHOTEGUI.:
EL DUELO PARCIAL:

NO EXISTE UNA DESAPARICIÓN DEL OBJETO(EL PAIS DE ORIGEN),SINO UNA SEPARACIÓN TEMPORO-ESPACIAL(CUANDO ALGUIEN MUERE HAY UN DESAPARICIÓN DEL OBJETO,YA NO VOLVEMOS A CONTAR CON EL)ES DECIR ES PARCIAL.

EL DUELO RECURRENTE:
AUNQUE LA PERSONA NO MANTENGA UN CONTACTO DIRECTO CON SU PAIS DE ORIGEN(VIAJA DE VEZ EN CUANDO ALLI,POR EJEMPLE)EL DUELO MIGRATORIO VUELVE A APARECER,YA EN EL LUGAR DE PROCEDENCIAFORMA PARTE DE SU VIDA DIARIA.SEGUN EL DOCTOR,UN DIA UN INMIGRANTE VINO EN LA CONSULTA LUCIENDO DOS RELOJES DE PULSERA;UNA MARCABA LA HORA DE SU PAIS ;EL OTRO EL HORARIO LOCAL.ESTABA VIVIENDO EN DOS MUNDOS DIFERENTE A LA VEZ.LAS NUEVAS TECNOLOGÍAS DE COMMUNICATIONS (REDES SOCIALES DIGITALES,APLICACIÓNES DE MENSAJERIA INSTANTÁNEA PARA MIVILES ;ENTRE OTROS)Y LA GLOBALIZACIÓN ACTUAL FACILITA TODAVIA MAS SU DUALIDAD.

EL DUELO MULTIPLE:
SE DISTINGUEN SIETE CLASES DE DUELO MIGRATORIO EN RELACIÓN CON OTROS

TANTOS AMBITOS VITALES: LA FAMÍLIA,LA LENGUA,LA CULTURA,LA TIERRA,EL ESTATUS SOCIAL,EL GRUPO DE PERTENENCIAS Y LOS RIESGOS FISICOS.ESTOS DUELOS AFECTAN A TODAS LAS ESFERAS DE LA VIDA(PSICOLÓGICA Y PSICOSOCIAL)

EL DUELO DE INTENSIDAD VARIABLE: NO ES LO MISMO VIVIR EL PROCESO DE MIGRACIÓN EN BUENAS CONDICIONES (DUELO SIMPLE)QUE EXPERIMENTARLO EN CIRCONTANCIAS DIFÍCILES,AUNQUE LOS PROBLEMAS PARA SALIR ADELANTE SE VAYAN SUPERANDO POCO A POCO(DUELO COMPLICADO).EN CONDICIONES MUY DURAS,LA ADAPTACIÓN PUEDE RESULTAR INCLUSO IMPOSIBLE(DUELO EXTREMO).555.))555

EPÍLOGO

CASI TODOS LOS PERSONAJES MENCIONADOS AL PRINCIPIO DE ESTE LIBRO TUVIERON UN FINAL FELIZ. (ETIENNE- MBOA_LA MUJER DE ANTOINE ETC..). JACQUES ES EL UNICO QUE NO TUVO FINAL FELIX.ESTUVO DIEZ AÑOS VIVIENDO EN LA CALLE POR LA CULPA DE LA

ENFERMEDAD EZOFREMIA.QUANDO SALIÓ DE LA CALLE SOLO VIVIÓ UN AÑO Y MEDIÓ Y MURIÓ A LA EDAD DE QUARENTA AÑOS. NO DEJÓ NI MUJER NI HIJOS,PERO DEJO AMIGOS COMO YO QUE FUERON COMO SU FAMÍLIA. PUDO ESCRIBIR ESTE LIBRO GRACIAS A EL.ENCONTRÓ LA MAYORÍA DE LAS PERSONAS DESCRITAS EN ESTE LIBRO GRACIAS A EL.PUEDE QUE UNO SE SIENTE REPRESENTADO EN UNA DE ESTAS HISTORIAS REALES.
ESTE LIBRO TIENE COMO OBJETIVO AYUDAR A TODOS (FAMILIARES,AMIGOS,CUIDADORES)QUE SE SIENTEN REPRESENTADOS CON UNO O VARIOS PERSONAJES DE ESTA MARAVILLOSA HISTORIA.ESTE LIBRO ES PARA ESOS ENFERMOS MENTALES QUE SE SIENTEN   OLVIDADOS POR LA SOCIEDAD EN GENERAL ,INCLUSO POR SU FAMILIA.

GRACIAS J.C.Y.